T0135943

Kohlhammer

Gerald Schmola

Corporate Responsibility

Krankenhäuser verantwortlich und
nachhaltig führen

Verlag W. Kohlhammer

1. Auflage 2015

Alle Rechte vorbehalten
© W. Kohlhammer GmbH, Stuttgart
Gesamtherstellung: W. Kohlhammer GmbH, Stuttgart

Print:
ISBN 978-3-17-028452-4

E-Book-Formate:
pdf: ISBN 978-3-17-028453-1
epub: ISBN 978-3-17-028454-8
mobi: ISBN 978-3-17-028455-5

Inhalt

1 Corporate Responsibility – Begriff und Inhalt

1.1 Was bedeutet Corporate Responsibility?

Corporate Responsibility (kurz CR) kann mit »unternehmerische Verantwortung« übersetzt werden. Es beinhaltet das Verantwortungsbewusstsein eines Unternehmens. Der Gedanke der Übernahme von Verantwortung durch Unternehmen ist dabei keineswegs ein neuer, moralische und ethische Unternehmensführung haben bereits eine lange Tradition. Betriebe haben sich auch früher schon z. B. um die Gesundheit oder Weiterbildung ihrer Mitarbeiter gekümmert. In Deutschland hat sich der Begriff der CR in den 1990er Jahren zu einem bekannten Terminus entwickelt (vgl. Matten und Palazzo 2008, S. 51). Durch die Finanz- und Wirtschaftskrise sind tatsächlich gelebte und nicht nur auf dem Papier existente Konzepte der unternehmerischen Verantwortung vermehrt in den Fokus der öffentlichen Wahrnehmung geraten (vgl. Koch 2010, S. 531ff.).

Eng mit der unternehmerischen Verantwortung ist der Begriff der Nachhaltigkeit verbunden. Von nachhaltigem Wirtschaften wird gesprochen, wenn dieses den Bedürfnissen der heutigen Generation entspricht, ohne die Möglichkeiten der zukünftigen Generationen zu gefährden. Das Konzept des nachhaltigen Wirtschaftens verbindet daher soziale, ökologische und wirtschaftliche Aspekte der unternehmerischen Tätigkeit (vgl. Dresewski 2007, S. 10).

Auch Krankenhäuser sehen sich heute zunehmend mit Erwartungen konfrontiert, nicht nur Gesundheitsleistungen zu erbringen, sondern zusätzlich soziale Verantwortung zu übernehmen, indem sie sich für gesellschaftliche Belange einsetzen, die über ihre eigenen Gewinninteressen hinausgehen. Beispiele hierfür sind der Umweltschutz oder die

Vermeidung von Korruption. Es ist jedoch nicht damit getan, dass Kliniken sich zu ihrer gesellschaftlichen Verantwortung bekennen, erwartet wird ebenso der Nachweis, dass sie dieser gerecht werden. Für die Krankenhausleitung erwächst hieraus die Herausforderung, mit dieser Erwartung angemessen umzugehen, da anderenfalls die Gefahr besteht, dass der Verlust der unternehmerischen Akzeptanz in der Gesellschaft droht. CR ist in diesem Kontext nicht lediglich ein Kommunikationskonzept, welches durch die PR-Abteilung mit Leben gefüllt wird. Vielmehr handelt es sich um ein unternehmensweites auf Nachhaltigkeit ausgerichtetes Managementkonzept. Nur kommunizierte, aber nicht gelebte Strategien legen den Verdacht des »Greenwashings« nahe. Unter »Greenwashing« versteht man den Versuch von Unternehmen, durch Marketing- und PR-Maßnahmen sich ein »grünes«, verantwortungsvolles Image zu verpassen, ohne allerdings entsprechende Maßnahmen im Unternehmen nachhaltig zu implementieren.

Durch die Übernahme von gesellschaftlicher Verantwortung schaffen Krankenhäuser die Voraussetzungen für langfristigen Erfolg, indem sie sich als »guter Partner« in der Gesellschaft etablieren. Unternehmerische Verantwortung ist daher nicht mit »Gutmenschentum« gleichzusetzen, sondern ist vielmehr ein wesentlicher Bestandteil einer guten Unternehmensführung.

Die Begriffe CR und Corporate Social Responsibility (kurz CSR) werden oftmals synonym verwendet. Das Konzept von CR geht jedoch deutlich über die reinen CSR-Ansätze hinaus (▶ Abb. 1.1).

Das bereits 1953 in den USA von Howard R. Bowen entwickelte Konzept der Corporate Social Responsibility (CSR) fordert ein unternehmerisches Handeln im Einklang mit den Zielen und Werten der Gesellschaft. Angestrebt wird eine strategische Win-Win-Situation, in der gesellschaftspolitische Ansprüche und betriebswirtschaftliche Vorteile einander ergänzen (vgl. dazu Bowen 1953).

Corporate Social Responsibility basiert auf drei Teilaspekten: der ökonomischen, rechtlichen und gesellschaftlichen Verantwortung. Die Einhaltung von Rechtsvorschriften ist für eine nachhaltige Sicherung eines Krankenhauses insofern genauso wichtig wie die Berücksichtigung gesellschaftlicher Belange, die im Mittelpunkt der CSR-Ansätze stehen. Die zentrale unternehmerische Verantwortung eines Krankenhauses

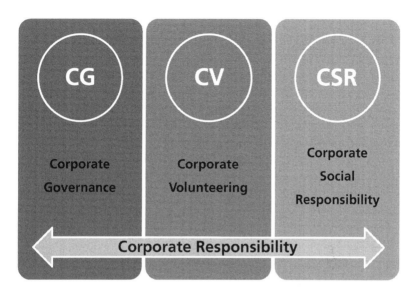

Abb. 1.1: Bausteine der CR

besteht darin, Gesundheitsdienstleistungen anzubieten, die auf die Bedürfnisse der Patienten, Zuweiser und Kostenträger zugeschnitten sind. Die Angebote sind so zu gestalten, dass die Klinik Gewinne erwirtschaften kann (private Träger) oder zumindest kostendeckend arbeitet (öffentliche und freigemeinnützige Träger). Der ökonomischen Sichtweise folgend besteht die Verantwortung von Unternehmen in der Maximierung ihres Gewinns bzw. ihrer Rentabilität.

Im Mittelpunkt der rechtlichen Verantwortung steht die Einhaltung von Gesetzen. Beispiele aus dem Klinikbereich sind die strikte Ablehnung von Bestechlichkeit (Zuweiserprämien), das Unterlaufen von Rechten von Arbeitnehmern (Behinderung der Bildung eines Betriebsrates) oder Abrechnungsbetrug (In-Rechnung-Stellen von nicht erbrachten Leistungen bei Privatpatienten). Krankenhäuser sind aufgefordert, Regelungen zu schaffen, die es ermöglichen, unrechtmäßiges Verhalten zu identifizieren, zu dokumentieren und anschließend zu sanktionieren.

Der umfangreichste Baustein, an denen die Verantwortung von Krankenhäusern in der Öffentlichkeit oftmals am sichtbarsten wird, ist

11

die gesellschaftliche Verantwortung. Darunter fällt die Selbstbindung an moralische und soziale Standards und Regeln, die über den von Gesetzen geforderten Umfang hinausgehen. Die Selbstverpflichtung, aus eigenem Antrieb über das gesetzlich geforderte Niveau hinauszugehen, zeigt, dass soziale Verantwortung eine freiwillige Leistung eines Unternehmens ist, was aber wiederum nicht bedeutet, dass die Maßnahmen einer Beliebigkeit unterliegen. Krankenhäuser, die sich soziale Verantwortung auf die Fahnen schreiben, unterliegen einer besonderen Beobachtung durch die Gesellschaft und die Mitbewerber. Leere Worthülsen werden daher schnell als »Mogelpackung« identifiziert und führen zu einer nachhaltigen Schädigung des Rufes. Zu den Kernthemen der gesellschaftlichen Verantwortung gehören die Achtung der Menschenrechte, die Schaffung von guten Arbeitsbedingungen, der Einbezug der Auswirkungen auf die Umwelt bei allen Entscheidungen, der Verbraucherschutz, faire Geschäftspraktiken sowie soziales Engagement.

Nach der 1994 von John Elkington formulierten »Triple Bottom Line« sollen Unternehmer eine Verantwortung gegenüber ihren Aktionären (Profit), der Gesellschaft (People) und der Umwelt (Planet) übernehmen (vgl. dazu Elkington 1999). Der Begriff »Bottom Line« steht für das, was »unter dem Strich« herauskommt, also den durch das Unternehmen generierten Gewinn. »Triple« meint, dass es neben der ökonomischen Komponente noch zwei weitere Betrachtungen gibt, die soziale und die ökologische, die bei der Bewertung der Unternehmensleistung eine Rolle spielen. Gemäß diesem Drei-Säulen-Modell kann die Unternehmensperformance nicht nur an wirtschaftlichen Kennziffern gemessen werden, ebenso müssen die Unternehmen auch einen sozialen und ökologischen Mehrwert liefern. Die ökonomische Säule zielt auf die langfristigen Erträge aus den vorhandenen Ressourcen ab, die ökologische stellt einen schonenden Umgang mit den Ressourcen und der Natur in den Mittelpunkt der Betrachtung. Mit der sozialen Dimension wird die Herstellung bzw. die Förderung der Chancengleichheit und Ausgewogenheit der Verteilung innerhalb einer Generation und über Generationsgrenzen hinweg angesprochen.

Die unternehmerische Verantwortung kann, wie aus **Abbildung 1.2** ersichtlich ist, in vier Bereiche differenziert werden (vgl. Carroll 1991, S. 39 ff.).

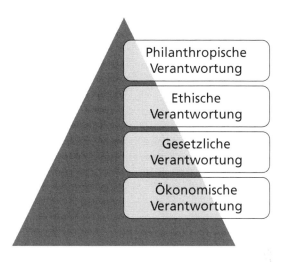

Abb. 1.2: Bereiche der unternehmerischen Verantwortung

Die *ökonomische* Komponente zielt auf eine erfolgreiche, wertsteigernde Unternehmensführung ab, die nicht an eigennützigen Managementinteressen orientiert ist, sondern die Interessen der Kapitaleigner (shareholder) mit denen der Beschäftigten (stakeholder) verbindet. Auf der *rechtlichen* Ebene finden sich Regelungen, mit denen die Grenzen des unternehmerischen Handelns definiert und festgelegt werden. Bestandteil der *ethischen* Komponente sind die »ungeschriebenen Gesetze«, also das gesellschaftlich erwartete Tun oder Unterlassen außerhalb der Rechtsnormen. Die *philanthropische* Handlungsebene (Wohltätigkeit), auf der sich Unternehmen im Sinne eines verantwortungsvollen Bürgers (Corporate Citizenship) freiwillig für soziale Zwecke ihres Gemeinwesens einsetzen (z. B. Spenden) stellt die letzte Ebene dar.

Ein der CSR verwandtes Konzept, bei dem aber ökologische Gesichtspunkte stärker im Vordergrund stehen, ist das der unternehmerischen Nachhaltigkeit (Corporate Sustainability). Corporate Responsibility (CR) umfasst neben dem umfangreichen Teilbereich CSR noch die Bereiche Corporate Governance (CG) sowie Corporate Citizenship (CC). Diese Aspekte finden sich jedoch auch in vielen als CSR bezeichneten Konzepten wieder, sodass in der Praxis oftmals keine Trennung der Begriffe erfolgt.

Corporate Governance beschäftigt sich mit verbindlich geltenden Verhaltensregeln in Krankenhäusern. Dies können gesetzlich verpflichtende Regeln sein sowie ethische Grundsätze oder moralische Werte, an die sich Unternehmensleitung und Mitarbeiter halten sollen. Diese Corporate-Governance-Regeln kann jede Klinik individuell erstellen.

Corporate Citizenship bezeichnet das gesellschaftliche Engagement von Unternehmen, wodurch sich diese als »gute Bürger« präsentieren. Typische Formen sind Spenden- und Sponsoringmaßnahmen, die Einrichtung von Stiftungen oder die Freistellung von Mitarbeitern für gemeinnützige Zwecke (Corporate Volunteering).

1.2 Notwendigkeit von Corporate-Responsibility-Aktivitäten

Die Notwendigkeit zur Erarbeitung einer nachhaltigen unternehmerischen Verantwortungsstrategie wird durch mehrere Entwicklungen gefördert. Durch die Entwicklung neuer Informations- und Kommunikationsmöglichkeiten besteht die Möglichkeit, zumeist orts- und zeitunabhängig auf Informationen zuzugreifen bzw. diese zu teilen. Die Gefahr, dass Fehlverhalten von Krankenhäusern aufgedeckt und weitreichend kommuniziert wird, ist dadurch gestiegen. Einrichtungen müssen zudem damit rechnen, dass ihnen auch Zwischenfälle in ihrer Zulieferkette negativ zugeschrieben werden (z. B. Verwendung minderwertiger Brustimplantate des französischen Herstellers Poly Implant Prothèse).

Das Bewusstsein für Complianceverstöße nimmt in Krankenhäusern zu, insbesondere weil Fälle von Falschabrechnungen in Kliniken vermehrt durch die Medien einem breiten Publikum zugetragen werden. Beispiele aus der jüngeren Vergangenheit sind etwa der Verdacht gegen Ärzte der DRK-Kliniken in Berlin, dass Leistungen abgerechnet wurden, die Ärzte erbracht haben, die dazu nicht berechtigt waren, oder die Schlagzeile »Jede zweite Krankenhausrechnung ist fehlerhaft« (vgl. www.wiwo.de/politik/deutschland/falsche-abrechnungen-jede-zweite-krankenhausrech

nung-ist-fehlerhaft/10013956.html, Zugriff am 16.04.2015). Das Vertrauen gegenüber Kliniken hat dadurch Schaden genommen, auch wenn die Headlines in den Medien teils übertrieben aufgemacht sind. So schreibt die Wirtschaftswoche im Artikel selbst, dass die Prüfung durch den Medizinischen Dienst in einem zweistufigen Verfahren abläuft und dabei die Abrechnungen zunächst auf Fehler durchgesehen werden.»In einem zweiten Schritt werden bundesweit rund elf bis zwölf Prozent aller Abrechnungen einer genauen Prüfung unterzogen. Für das Jahr 2012 waren bundesweit 52,99 Prozent dieser geprüften Krankenhausabrechnungen nicht richtig. Im ersten Halbjahr 2013 waren nach vorläufigen Zahlen 52,77 Prozent der genau geprüften Rechnungen fehlerhaft.« Tatsächlich war also nicht jede zweite Krankenhausrechnung fehlerhaft, sondern vielmehr jede zweite der geprüften Rechnungen. Über die restlichen fast 90 % ungeprüften Rechnungen konnte keine Aussage gemacht werden. Zuletzt sei exemplarisch noch auf die Vorgänge in der Organtransplantation hingewiesen. In Göttingen, Regensburg, München und Leipzig sollen Mediziner Krankenakten gefälscht haben, um ausgewählte Patienten bevorzugt mit Spenderorganen zu versorgen.

Insbesondere die Gewinnorientierung von Kliniken wird kritisch gesehen und oft als Ursache für gesellschaftlich unerwünschte Effekte erachtet. Kliniken sollten daher präventiv Maßnahmen ergreifen, die vermeiden, mit dem Verdacht von Complianceverstößen konfrontiert zu werden. Die Klinikabrechnungen werden durch die Kostenträger intensiv geprüft. Verstoßen die Kliniken gegen die gesetzlichen Grundlagen der Abrechnung, so drohen ernsthafte Konsequenzen. Neben einem erheblichen Reputationsschaden sind Strafzahlungen, Honorarrückforderungen und eventuell auch ein Entzug der Zulassung Folgen von Abrechnungsbetrug. Die Delikte, aufgrund derer Krankenhäuser unter Verdacht geraten können, sind vielfältig:

Einweiserprämien

Kliniken gewähren einweisenden Ärzten wirtschaftliche Vorteile und erhoffen sich dadurch eine gezielte Einflussnahme auf Patientenströme. Die Zuweiser erhalten zum Beispiel pro eingewiesenen Patient einen vorab definierten Geldbetrag oder andere Vergünstigungen wie die kostenlose Überlassung von medizinisch-technischen Geräten. Oftmals wird versucht, die Zahlungen zu verbergen, indem die Zahlung als »Qualitätssicherungspauschale« ausgewiesen wird. Der Arzt füllt dann einen Bogen mit Daten aus und erhält hierfür eine Aufwandsentschädigung. Die Daten werden jedoch durch das Krankenhaus weder benötigt noch in irgendeiner Art ausgewertet, sodass der einzige Zweck der Pauschale darin besteht, die »Fangprämie« zu verschleiern. Eine solche Vorgehensweise ist äußerst problematisch, da Ärzte sich bei der Überweisung von Patienten nur von medizinisch-sachlichen Erwägungen leiten lassen dürfen. § 31 Musterberufsordnung für Ärzte untersagt diesen, für die Zuweisung von Patienten ein Entgelt zu nehmen. Sie dürfen ihren Patienten nicht ohne hinreichenden Grund bestimmte Krankenhäuser empfehlen oder an diese verweisen.

Entgegennahme von Zuweisungsprämien

Krankenhäuser beziehen von in der Versorgungskette nachgelagerten Anbietern, insbesondere Rehabilitationseinrichtungen, Zuwendungen für eine Überweisung oder Empfehlung der Klinik. Auch dieses Verhalten ist wettbewerbswidrig.

Vorteilsgewährung durch pharmazeutische Industrie

Krankenhäuser lassen sich Prämien gewähren, damit bestimmte (teure) Präparate den Patienten im Rahmen des Krankenhausaufenthalts verabreicht werden. So vorgehende Pharmaanbieter versprechen sich von der Prämie, dass Patienten dann später in der ambulanten Versorgung weiterhin dieselben Medikamente einnehmen.

Abrechnungen von nicht erbrachten Leistungen

Dies ist die klassische Form von Abrechnungsbetrug, es werden Leistungen in Rechnung gestellt, die der Patient nicht erhalten hat. Ein Beispiel ist die Abrechnung eines Zusatzentgelts für ein bestimmtes Medikament, welches aber nie verabreicht wurde.

Abrechnung von Leistungen, die nicht erbracht werden durften

Die Krankenhäuser stellen Untersuchungen oder Behandlungen in Rechnung, für die sie nicht die fachlichen Voraussetzungen erfüllen.

Abrechnung von Leistungen, die so nicht erbracht wurden

Wahlleistungen werden als durch den liquidationsberechtigten Arzt erbracht abgerechnet, diese wurden jedoch unerlaubterweise durch einen Arzt ohne Facharztweiterbildung durchgeführt.

Falschkodierung

Es werden Diagnosen bei einem Patienten kodiert, die dieser nicht aufweist. Hierdurch soll das Entgelt optimiert werden. Eine weitere Variante der Falschkodierung ist das bewusste Vertauschen von Haupt- und einer Nebendiagnose, um eine ökonomisch höher dotierte Fallpauschale abrechnen zu können.

Um Fälle der Falschabrechnung zu vermeiden, sollten die Kliniken im Rahmen einer regelmäßigen Innenrevision ihre Abrechnungen stichprobenartig überprüfen. Ebenso sind Schulungen der Mitarbeiter nötig, um das Bewusstsein für das Thema und eine rechtlich nicht angreifbare korrekte Abrechnung zu schaffen. Damit kein Verdacht der Vorteilsnahme entsteht, sollten Kliniken strikte Regeln festlegen, wie mit Geschäftspartnern umzugehen ist.

Verstärkt wird die Notwendigkeit der Auseinandersetzung mit Compliancethemen durch Aktivitäten von Interessensgruppen, welche in gebündelter Form Forderungen an Einrichtungen adressieren und in der Lage sind, kritische Massen in der Gesellschaft zu mobilisieren. In den Augen der Gesellschaft falsches Verhalten kann zu unmittelbaren monetären Verlusten führen wie bspw. einem Rückgang an Belegung. Verantwortungsloses Vorgehen kann zwar unter Umständen kurzfristig die Gewinne erhöhen (etwa durch Falschabrechnung), mittel- bis langfristig resultiert daraus aber die Gefahr des Entdecktwerdens und damit das Risiko einer nachhaltigen Schädigung des Unternehmensrufes. Verantwortungsvolles Handeln ist daher ein wichtiger Beitrag zur Sicherung der Marktfähigkeit eines Krankenhauses.

Zwei weitere Handlungsfelder, aus denen sich die Notwendigkeit von CR-Maßnahmen ergeben, sind das Umweltmanagement sowie das Personalmanagement. Steigende Energiepreise und ein Anwachsen des Umweltbewusstseins in der Bevölkerung veranlassen immer mehr Kliniken dazu, sich mit dem Verbrauch von Ressourcen und dem Energieeinsatz zu befassen. Beispiele sind personenabhängige Codes für Kopien zur Sensibilisierung der Mitarbeiter für den Verbrauch oder der Einsatz von Elektroautos und eigene Blockheizkraftwerke. Der zunehmende Mangel an Fachkräften macht es erforderlich, sich als attraktiver Arbeitgeber zu positionieren. Nur so kann eine ausreichende Anzahl an qualifizierten Mitarbeitern langfristig vorgehalten werden, indem Beschäftigte an das Krankenhaus gebunden oder neue Angestellte angeworben werden. Entscheidend ist eine hohe Arbeitsplatzqualität, die nicht nur eine angemessene Bezahlung beinhaltet, sondern sich beispielsweise auch durch flexible Arbeitszeiten, ein angenehmes Betriebsklima oder durch Maßnahmen des betrieblichen Gesundheitsmanagements zeigt. Nicht zuletzt können Kliniken ihr soziales Engagement durch Ausbildung junger Menschen und die Beschäftigung von Menschen mit Behinderung zeigen und sich so als verantwortungsvolles Unternehmen darstellen.

Kritisch wird oftmals die Frage gestellt, inwieweit sich CR-Maßnahmen überhaupt rechnen. Wie aus **Abbildung 1.3** ersichtlich, kann – richtig angewendet – aus der Schonung von Ressourcen ein Kosteneffekt, aus der Verankerung des Krankenhauses in der Gesellschaft und einer transparenten Kommunikation ein Wertsteigerungseffekt und aus der Mitarbeiterförderung ein Produktivitätseffekt resultieren.

Zuletzt kommt dem Kapitalmarkt als Treiber von Corporate Responsibility eine zweiseitige Rolle zu. Einerseits treibt er eine kurzfristige Ausrichtung an Gewinnzielen voran, andererseits ist zu beobachten, dass der Markt für nachhaltige Geldanlagen stetig wächst. Letzteres führt

Kosteneffekt
- *Was tue ich?* Ressourcenschonung
- *Was bekomme ich?* Effizienteres Wirtschaften

Glaubwürdigkeitseffekt
- *Was tue ich?* Verankerung in der Gesellschaft
- *Was bekomme ich?* Akzeptanz für die Krankenhausleistungen

Wertsteigerungseffekt
- *Was tue ich?* Transparentere Kommunikation
- *Was bekomme ich?* Schärferes Profil meines Krankenhauses

Produktivitätseffekt
- *Was tue ich?* Mitarbeiterförderung, Arbeitsschutz, …
- *Was bekomme ich?* Mitarbeitermotivation, Attraktivität als Arbeitgeber

Abb. 1.3: Effekte von CR-Maßnahmen

dazu, dass Unternehmen verstärkt darum bemüht sind, Kapitalgebern zu signalisieren, dass sie für verantwortliches Handeln stehen.

Zusammenfassend stellen die Übernahme von sozialer und ökologischer Verantwortung sowie die Gewinnmaximierung keine Gegensätze dar, vielmehr besteht die Möglichkeit zur Gewinnmaximierung durch ökologische und soziale Verantwortung (vgl. Schillinger 2010, S. 20).

1.3 Entwicklungsschritte

Maßnahmen der unternehmerischen Verantwortung entwickeln sich im Regelfall schrittweise. Dies lässt sich gut am nachfolgenden Reifegradmodell darstellen (vgl. Schneider 2012, S. 28 ff.):

19

Unternehmerische Verantwortung beginnt zunächst mit Beachtung der ökonomischen und rechtlichen Belange. Da diese im Anfangsstadium weder systematisch verfolgt noch bewusst gesteuert werden, liegt im eigentlichen Sinne noch keine Corporate Responsibility vor. Krankenhäuser erbringen per se bereits Dienstleistungen mit hohem Stellenwert für die Gesellschaft, sodass Kliniken ohne eigenes Zutun einen Beitrag zur sozialen Verantwortung leisten. Ebenso kann eine automatisch vorliegende Wirkung ohne spezielle Konzepte mit der Schaffung von Arbeitsplätzen oder der Ausbildung generiert werden. Die erste Stufe von Corporate Responsibility kommt daher einer passiven unternehmerischen Verantwortung gleich.

In der zweiten Stufe der Entwicklung kommen unternehmensfremde Aktivitäten wie Spenden oder Sponsoring hinzu, die in keinem direkten Zusammenhang zum Unternehmen stehen. Durch den fehlenden Bezug zum Kerngeschäft stellen die Maßnahmen auf den ersten Blick nur einen Kostenfaktor mit begrenztem Nutzen für das Krankenhaus dar. Sie erfolgen zumeist aus dem Antrieb heraus, der Gesellschaft etwas zurückgeben zu wollen. Die ersten Maßnahmen bieten aber oftmals auch eine gute Möglichkeit, in einer Weiterentwicklung Projekte anzustoßen, die in einem direkten Bezug zum Unternehmen stehen, sodass dann die positiven Wirkungen auf das Krankenhaus sichtbarer werden. Auch bürgerschaftliches Engagement (Corporate Citizenship) fällt regelmäßig in die zweite Entwicklungsstufe, sofern keine strategische Ausrichtung zugrunde liegt. Corporate Citizenship beinhaltet neben dem Sponsoring oder Spenden mit lokalem Bezug (z. B. Sponsoring eines lokalen Sportvereins) auch das Corporate Volunteering. Dabei stellt ein Krankenhaus seine Mitarbeiter für den Einsatz in sozialen oder ökologischen Projekten frei. Zuletzt sind noch isolierte Maßnahmen, die nur einen Teilbereich der Nachhaltigkeit im Auge haben (z. B. Vermeidung von unnötigem Energieverbrauch) oder sich nicht auf das ganze Krankenhaus beziehen, der ersten Entwicklungsstufe zuzuordnen. Die Maßnahmen stellen oftmals Projekte dar, die in keinen strategischen Gesamtzusammenhang eingebunden sind und vielfach aus dem Marketing heraus getrieben werden. Es steckt die Motivation dahinter, sämtliche Risiken, die den Ruf eines Unternehmens schädigen könnten, zu minimieren.

Die dritte Entwicklungsstufe von Corporate Responsibility beinhaltet das bewusste Planen und Managen von Verantwortung in engem Dialog und Austausch mit den Anspruchsgruppen eines Krankenhauses. Beispiele sind die konsequente Ausrichtung eines Krankenhauses auf Ressourceneffizienz oder die Schaffung nachhaltiger und verantwortungsvoller Liefer- und Wertschöpfungsketten. Sämtliche Aktivitäten betreffen das Kerngeschäft eines Krankenhauses und unterliegen einem konsequenten Führungs- und Gestaltungsauftrag der Unternehmensleitung. Es findet eine Abkehr von einer rein ökonomischen Steuerung statt, vielmehr wird die Leistung einer Klinik auch an ökologischen und sozialen Kennzahlen gemessen. Dies ist nur möglich, wenn zu sämtlichen Stakeholdern ein gegenseitiges Vertrauensverhältnis besteht und eine positive, als Chance begriffene Konfliktkultur aufgebaut wird. Am Beispiel der Anspruchsgruppe Mitarbeiter bedeutet dies etwa, dass diesen eine langfristige Perspektive im Krankenhaus aufgezeigt und Verantwortung an die Mitarbeiter delegiert wird, sodass die Eigenverantwortung der Belegschaft gestärkt wird. Der dritten Evolutionsstufe liegt ferner zugrunde, dass Gewinne nachhaltig und nicht kurzfristig erzielt werden sollen (in Jahren und nicht in Monaten denken). Zudem soll auch unter Verantwortungsgesichtspunkten entschieden werden, was mit den realisierten Gewinnen passiert, diese können etwa in die Gesellschaft oder die Mitarbeiter reinvestiert werden. Wenn unternehmerische Verantwortung auf eine strategisch ausgerichtete Weise in das unternehmerische Handeln integriert wird, gewinnt ein Krankenhaus an Stabilität sowie Wirtschaftlichkeit und damit an Wettbewerbsfähigkeit. Resümierend kann daher festgehalten werden, dass in der zweiten Entwicklungsstufe die Symptombekämpfung gesellschaftlicher Herausforderungen im Mittelpunkt steht, während in der dritten Stufe an den Ursachen angesetzt wird, indem bereits bei der Wertschöpfung die Nachhaltigkeit im Fokus steht.

Endpunkt der Entwicklung ist in der vierten Stufe das antizipative wirtschafts-, gesellschafts- und umweltpolitische Gestalten gesellschaftlicher Herausforderungen im Rahmen der unternehmerischen Einflussmöglichkeiten, mit dem Anspruch, die Rahmenbedingungen zu beeinflussen. Ziel ist nicht nur eine Regulierung von Unternehmen, sondern eine Regulierung durch Unternehmen im Sinne einer Selbstverpflichtung.

Das Gleichgewicht von ökonomischer, ökologischer und gesellschaftlicher Entwicklung soll an jeder Stelle des Wertschöpfungsprozesses sichtbar werden. Unternehmerisches Handeln wird zusammen mit den Anspruchsgruppen auf Basis eines Gegenstromverfahrens (top-down und bottom-up) entwickelt. Das Krankenhaus soll dabei die Rolle des Treibers und nicht die des Getriebenen einnehmen, welches die politischen und gesellschaftlichen Rahmenbedingungen aktiv mit entwickelt. Eine visionäre Strategie mit dem Anspruch nach gesellschaftlichem Mehrwert und Gewinn im Unternehmen wird angestrebt.

1.4 Adressaten (Anspruchsgruppen) von verantwortlichem Handeln

Um Verantwortung übernehmen zu können, ist es wichtig, zunächst einmal die Anspruchsgruppen eines Krankenhauses zu identifizieren und deren Anliegen zu ermitteln. Soweit diese dann als angemessen angesehen werden, sollten sie bei den Entscheidungen eines Krankenhauses Berücksichtigung finden. Wichtige Adressaten mit deren Basiserwartungen gegenüber Kliniken sind (vgl. Naegler 2011, S. 3):

*   *Patienten:* Der Patient erwartet, dass er unter Anwendung der Erkenntnisse einer evidenzbasierten Medizin und unter Berücksichtigung seiner individuellen Situation angemessen behandelt wird. Neben der medizinischen Kompetenz wünscht der Patient zusätzlich eine persönliche Zuwendung.
*   *Regionale Bevölkerung:* Im Bedarfsfall soll ein uneingeschränkter Zugang zu medizinischer Hilfe bestehen.
*   *Niedergelassene Ärzte:* Zugewiesene Patienten sollen unverzüglich auf Basis der aktuellen Regeln der Medizin behandelt werden. Nach der Behandlung wird die unverzügliche Zusendung eines aussagekräftigen Arztberichts als Basis der möglichen Weiterbehandlung vorausgesetzt.

- *Mitarbeiter:* Die Arbeit muss mindestens zumutbar, erträglich und ausführbar sein und die Mitarbeiter zufriedenstellen. Zudem soll die Sicherheit gewährleistet und eine gerechte Entlohnung gewährt werden.

- *Führungskräfte:* Führungskräfte sind auch Mitarbeiter, sodass die Ansprüche der Mitarbeiter immer zugleich auch Ansprüche der Führungskräfte sind. Darüber hinaus bauen sie darauf, dass ihnen Führungsinstrumente an die Hand gegeben werden, die es ihnen ermöglichen, die von ihnen geforderten Führungsleistungen so zu erbringen, dass die anvisierten Ziele des Krankenhauses erreicht werden können.

- *Krankenkassen:* Im Interesse der Versichertengemeinschaft und der Arbeitgeber erwarten die Krankenkassen eine effiziente Leistungserbringung mit angemessener Qualität.

- *Eigentümer:* Insbesondere privates Kapital wird nur in ausreichendem Maße zur Verfügung gestellt werden, wenn eine marktgerechte Rendite erzielt wird. Auch öffentliche und freigemeinnützige Häuser können sich auf Dauer keine hohen Defizitbeträge leisten, da ansonsten für andere Aufgaben (z. B. Drogenberatungsstellen der Diakonie) möglicherweise unzureichende finanzielle Mittel zur Verfügung stehen würden.

23

2 Corporate Governance

2.1 Inhalt

Corporate Governance bezeichnet den rechtlichen und tatsächlichen Ordnungsrahmen für die Leitung und Überwachung eines Krankenhauses. Unvollständige Verträge und unterschiedliche Interessenlagen bieten den verschiedenen Interessensgruppen Gelegenheiten und auch Motivation zu opportunistischem Verhalten. Regelungen zur Corporate Governance haben grundsätzlich die Aufgabe, die Spielräume und Motivationen der Akteure für nicht gewünschtes Verhalten einzuschränken. Das Konzept der Corporate Governance beschreibt insofern die Festlegung und Anwendung von Grundsätzen für eine gute Unternehmensführung. Corporate Governance ist dabei sehr vielschichtig und umfasst sowohl verpflichtende als auch freiwillige Maßnahmen:

- Einhalten von Gesetzen und Regelwerken
- Befolgen anerkannter Standards und Empfehlungen
- Entwickeln und Befolgen eigener Unternehmensleitlinien

Kennzeichen einer guten Corporate Governance in einem Krankenhaus sind unter anderem:

- Angemessener Umgang mit Risiken (z. B. medizinische Risiken, Datenschutz)
- Transparentes Verfahren für Vorschlag und Bestimmung der Aufsichtsgremien und der Krankenhausleitung (z. B. Aufsichtsräte und Vorstände eines börsennotierten Klinikkonzerns)

- Managemententscheidungen sind auf langfristige Wertschöpfung ausgerichtet (z. B. Schonung von Ressourcen)
- Transparenz in der Unternehmenskommunikation (z. B. Regelungen zur Kommunikation im Namen des Unternehmens)
- Wahrung der Interessen verschiedener Gruppen (z. B. Patienten, Zuweiser)
- Zielgerichtete Zusammenarbeit der Unternehmensleitung und -überwachung (z. B. klare Festlegung der eigenständigen Entscheidungsbefugnisse der Unternehmensleitung)

Gute Corporate Governance soll dem Krankenhaus selbst, seinem Träger, aber auch externen Interessengruppen (z. B. Patienten, Gesellschaft) dienen. Keinesfalls sollen Corporate-Governance-Festlegungen jedoch zu einer Überregulierung führen. Die Corporate-Governance-Prinzipien sollten fortlaufend überprüft und weiterentwickelt werden. Wichtige Ziele sind darin zu sehen, dass durch Transparenz und Verantwortlichkeit das Vertrauen in die Krankenhausführung gestärkt wird. Hierdurch können der Zugang zu Kapital erleichtert und die Kapitalkosten reduziert werden. Durch den wirtschaftlichen Umgang mit Ressourcen und eine zielgerichtete Zusammenarbeit von Krankenhausleitung mit dem Aufsichtsgremium sollen eine bessere Leistung erzielt und Wachstum ermöglicht werden. Finanziell gesunde Kliniken stellen Arbeitsplätze zur Verfügung und tragen damit zum volkswirtschaftlichen Fortschritt bei.

2.2 Deutscher Corporate Governance Kodex

Der Deutsche Corporate Governance Kodex (vgl. Regierungskommission 2014) stellt wesentliche gesetzliche Vorschriften zur Leitung und Überwachung deutscher börsennotierter Gesellschaften dar. Er enthält anerkannte Standards guter und verantwortungsvoller Unternehmensführung und hat zum Ziel, das Vertrauen der Kapitalgeber, Kunden, Mitarbeiter und der Öffentlichkeit in die Leitung und Überwachung von

Unternehmen zu fördern. Der Kodex richtet sich in erster Linie an börsennotierte Gesellschaften und Gesellschaften mit Kapitalmarktzugang im Sinne des § 161 Abs. 1 Satz 2 des Aktiengesetzes, allerdings kann auch nicht kapitalmarktorientierten Gesellschaften, wie man sie im Krankenhausbereich häufig findet, eine Orientierung am Kodex empfohlen werden. Der Kodex wird in der Regel einmal jährlich vor dem Hintergrund nationaler und internationaler Entwicklungen überprüft und bei Bedarf angepasst. Er verdeutlicht die Verpflichtung von Vorstand und Aufsichtsrat, im Einklang mit den Prinzipien der sozialen Marktwirtschaft für den Bestand des Unternehmens und seine nachhaltige Wertschöpfung zu sorgen (Unternehmensinteresse). Die Anteilseignervertreter und die Arbeitnehmervertreter sind gleichermaßen dem Unternehmensinteresse verpflichtet. Die Rechnungslegung ist am True-and-fair-view-Prinzip orientiert und hat ein den tatsächlichen Verhältnissen entsprechendes Bild der Vermögens-, Finanz- und Ertragslage des Unternehmens zu vermitteln. Empfehlungen des Kodex sind im Text durch die Verwendung des Wortes »soll« gekennzeichnet. Die Unternehmen können hiervon abweichen, müssen die Abweichungen jedoch offenlegen und begründen (»comply or explain«). Ferner enthält der Kodex Anregungen, von denen ohne Offenlegung abgewichen werden kann; hierfür verwendet er den Begriff »sollte«. Die übrigen sprachlich nicht so gekennzeichneten Teile des Kodex betreffen Beschreibungen gesetzlicher Vorschriften und Erläuterungen.

2.3 Grundsätze fairer Betriebs- und Geschäftspraktiken

Faire Betriebs- und Geschäftspraktiken beziehen sich auf die ethische Verhaltensweise eines Krankenhauses gegenüber anderen Organisationen. Dazu zählt der Umgang mit staatlichen Stellen sowie Kostenträgern, Zuweisern, Patienten und Mitbewerbern. Unternehmerische Verantwortung zeigt sich in der Art und Weise, wie ein Krankenhaus seine Beziehung zu anderen Organisationen gestaltet. Hierzu zählen unter anderem die aus **Abbildung 2.1** ersichtlichen und nachfolgend dargestellten Punkte.

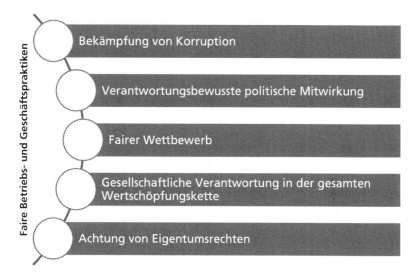

Abb. 2.1: Grundsätze fairer Betriebs- und Geschäftspraktiken

Bekämpfung von Korruption

Unter Korruption kann allgemein der Missbrauch von anvertrauten Befugnissen zum eigenen Vorteil verstanden werden. Beispiele sind unter anderem:

- Bestechung von Amtsträgern (z. B. um Bauanträge schneller genehmigt zu bekommen)
- Bestechung in der Privatwirtschaft (z. B. Annahme von Bestechungsgeldern durch einen Geschäftsführer, der daraufhin einen Auftrag an ein bestimmtes medizintechnisches Unternehmen erteilt)
- Interessenskonflikte (z. B. Unterlassen von notwendigen Instandhaltungen, um die eigene Tantieme nicht zu gefährden)

27

- Unterschlagung (z. B. Abzweigen von Spendengeldern eines Krankenhauses)

Wie aus **Abbildung 2.2** ersichtlich ist, gibt es vier prägende Risikofaktoren, die korruptes Verhalten in der Gesundheitswirtschaft fördern (vgl. Boemke und Schneider 2011, S. 19 f.).

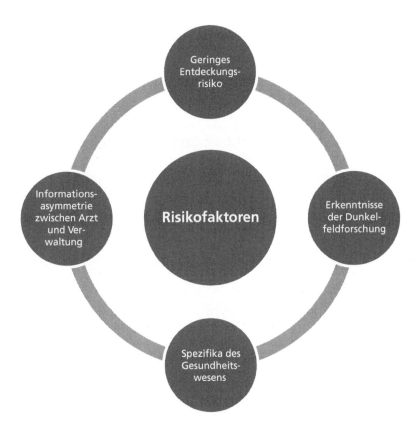

Abb. 2.2: Risikofaktoren der Korruption

Geringes Entdeckungsrisiko: Korruptionsdelikte in der Gesundheitswirtschaft haben oftmals keinen unmittelbar Geschädigten, der das Verhalten zur Anzeige bringen könnte. Sowohl Geber (z. B. Krankenhaus, welches eine Zuweisungsprämie an einen niedergelassenen Facharzt bezahlt) als auch Nehmer (in dem genannten Beispiel der niedergelassene Facharzt) ziehen Vorteile aus dem Vorgang, sodass beide Seiten kein Interesse an einem Bekanntwerden der Tat haben. Der Geschädigte (z. B. Wettbewerber) erfährt von dem Fehlverhalten im Regelfall nichts, sodass durch diesen dagegen auch nicht vorgegangen werden kann.

Erkenntnisse der Dunkelfeldforschung: Obwohl Mitarbeiter (z. B. Ärzte) mit Beeinflussungsversuchen konfrontiert werden und auf diese nicht eingehen, bringen sie den Versuch nicht zur Anzeige. Die Gefahr, dass fehlgeschlagene Korruptionsvorgänge strafrechtlich verfolgt werden, ist insofern gering.

Spezifika des Gesundheitswesens: Der wirtschaftliche Erfolg von Pharmaunternehmen und Unternehmen der medizintechnischen Industrie hängt maßgeblich vom Verordnungs- bzw. Empfehlungsverhalten von Ärzten und Pflegekräften ab. Daher ist es naheliegend, dass die Industrie versucht, werbend auf diese Gruppen einzuwirken. Die Grenze zwischen erlaubter Absatzförderung und verbotener Zuwendung ist dabei fließend.

Informationsasymmetrie zwischen Ärzten und Verwaltungsmitarbeitern: Verträge über klinische Studien oder Anwendungsbeobachtungen sind für die Verwaltung vielfach nur schwer zu verstehen, da diese zumeist in englischer Fachsprache abgefasst sind. Eine Beurteilung des Vertrages, insbesondere von Leistung und Gegenleistung, wird so deutlich erschwert.

Korruption kann auf unterschiedliche Weise entstehen (▶ Abb. 2.3). Zum einen kann sie aus einer Unkenntnis heraus darüber resultieren, was gesetzlich zugelassen und was verboten ist, zum anderen kann bewusstes Korruptionsverhalten auf situativen und personalen Risikofaktoren beruhen (vgl. Boemke und Schneider 2011, S. 23 ff.). Situative Risikofaktoren beziehen sich auf günstige Tatgelegenheiten (z. B. Kenntnis eines Mitarbeiters, dass die Verwendung von Drittmitteln nicht umfassend geprüft wird). Ein personaler Risikofaktor basiert nicht auf dem System an sich, sondern hat ihren Ursprung im Menschen selbst. Hat ein Mitarbeiter

z. B. das Gefühl, im Arbeitsalltag nicht ausreichend gewürdigt zu werden, könnte er durch die Annahme anderweitiger »Boni« als Aufmerksamkeit eines Dritten versuchen, wieder eine emotionale Balance herzustellen.

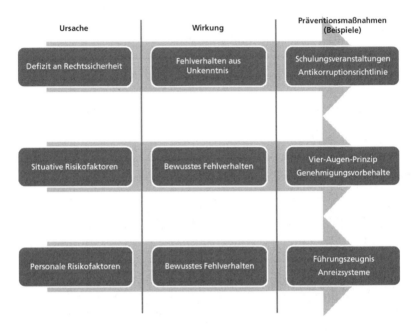

Abb. 2.3: Ursachen und Wirkungen von Korruption und Präventionsmaßnahmen

Korruption führt zu einem erheblichen Imageverlust für ein Krankenhaus und wird außerdem strafrechtlich verfolgt. Kliniken sollten daher durch geeignete Präventionsmaßnahmen der Korruption vorbeugen. Diese unterscheiden sich nach der Ursache des potenziellen Fehlverhaltens.

Beispiele für Präventionsmaßnahmen

Schulungen zur Bewusstseinsbildung für Korruption:
• Identifikation von Korruptionsrisiken

- Erstellung einer Anti-Korruptionsrichtlinie zum Umgang mit Zuwendungen
- Hinweise zum Umgang mit Bestechung und Korruption

Erlassen und Einhaltung einer hausinternen Anti-Korruptionsrichtlinie:
- Etablierung eines Systems zur anonymen Meldung von Hinweisen
- Leistung und Gegenleistung müssen in einem angemessenen Verhältnis zueinander stehen (z. B. Beraterverträge)
- Meldung von Fehlverhalten an die zuständigen Rechtsbehörden

Vertragsabschlüsse:
- Vier-Augen-Prinzip bei Verträgen an definierten Summen
- Genehmigungsvorbehalte durch die Klinikleitung oder den Aufsichtsrat ab festgelegten Vertragsvolumina

Personalwirtschaft:
- Vorlage eines behördlichen Führungszeugnisses bei Einstellung, um in der Vergangenheit bereits auffällig gewordene Bewerber identifizieren zu können
- Anreizsysteme (z. B. Einsparungen im Einkauf für die Klinik werden monetär belohnt)

Verantwortungsbewusste politische Mitwirkung

Krankenhäuser können bei gesundheitspolitischen Prozessen mitwirken, indem sie ihre Sichtweisen in die politischen Gremien einbringen. Eine ungebührliche Einflussnahme etwa durch Manipulation von Daten ist zu unterlassen. Es ist zu empfehlen, dass Kliniken daher Vorgaben formulieren, die den Unternehmensvertretern klare praktische Hinweise geben, wie eine verantwortungsvolle politische Mitwirkung aussieht. Leitsätze enthalten regelmäßig folgende Kernpunkte:

- *Wahrhaftigkeit:* Es wird ausschließlich mit Informationen gearbeitet, die der Wahrheit entsprechen. Irreführung ist zu vermeiden.

- *Diskretion:* Vertrauliche Informationen werden nur mit ausdrücklicher Zustimmung des Informationsgebers weitergegeben.
- *Keine finanziellen Anreize:* Es werden weder direkt noch indirekt finanzielle Anreize gesetzt, die einen Einfluss auf die politische Willensbildung ausüben könnten.
- *Klare Trennung:* Eine strikte Trennung zwischen beruflicher Tätigkeit einerseits und weiteren politischen Ämtern, Mandaten und Funktionen andererseits, ist einzuhalten.

Fairer Wettbewerb

Fairer Wettbewerb ist die Grundlage von Chancengleichheit von Kliniken. Nicht wettbewerbskonformes Verhalten kann den Ruf einer Klinik beschädigen und zu rechtlichen Problemen führen. Beispiele für Fehlverhalten im Krankenhaus sind:

- Irreführende Werbung
- Angstwerbung
- »Anschwärzen« von Mitbewerbern
- Unzumutbare Belästigungen wie unaufgeforderte Telefonwerbung
- Verstöße gegen das Kartellrecht

Krankenhäuser sollten daher all ihre Maßnahmen stets einer genauen rechtlichen Prüfung unterziehen, um nicht der Gefahr eines Fehlverhaltens ausgesetzt zu sein. Bewusstes, nicht mit den Grundprinzipien eines fairen Wettbewerbs zu vereinbarendes Verhalten ist generell zu unterlassen. Hilfreich ist es daher, alle relevanten Beschäftigten im Umgang mit den wettbewerbs- und werberechtlichen Grundsätzen zu schulen. Neben den generell gültigen Normen des Gesetzes gegen Wettbewerbsbeschränkungen (GWB) und des Gesetzes gegen unlauteren Wettbewerb (UWG) sind im Krankenhaus das Standesrecht der Ärzte (sogenannte Musterberufsordnung für die in Deutschland tätigen Ärztinnen und Ärzte, kurz MBO-Ä) sowie das Heilmittelwerbegesetz (HWG) von Bedeutung.

Gesellschaftliche Verantwortung in der gesamten Wertschöpfungskette

Krankenhäuser können bei ihren Kaufentscheidungen bewusst Lieferanten bevorzugen, die durch ihre Produkte oder Dienstleistungen soziale und nachhaltige Ziele der Klinik unterstützen. Die Nachfrage nach gesellschaftlich verantwortlich hergestellten Produkten wie bspw. Bioprodukten in der Speisenversorgung leistet einen wertvollen Beitrag zur Umsetzung der unternehmensspezifischen CR-Grundsätze. Zudem kann eine gezielte Nachfragesteuerung Druck auf Anbieter ausüben, künftig ihr Angebot verstärkt nachhaltig und sozial auszurichten. Weitere Ansatzpunkte für einen verantwortungsvollen Einkauf im Krankenhaus sind:

- Berücksichtigung des gesamten Produktlebenszyklus von der Produktion bis zur späteren Entsorgung bei Einkaufsentscheidungen (z. B. Einmalartikel vs. wiederverwendbare Produkte)
- Lokale Beschaffung zur Sicherung regionaler Arbeitsplätze und zur Schadstoffreduktion beim Transport
- Kauf von nachhaltigen Produkten aus sozialen Projekten oder von Werkstätten für Behinderte Menschen (z. B. Bürozubehör, Handtücher)
- Kauf von Fairtrade-Produkten (z. B. Kaffee)

Kliniken müssen jedoch darauf achten, dass sie in ihren Einkaufspraktiken, insbesondere bei den Preisverhandlungen, dem Verantwortungsgedanken auch Rechnung tragen. Nachhaltige und auf sozialen Grundsätzen basierend hergestellte Produkte sind oftmals nicht die günstigsten, dies sollte in den Überlegungen von Vornherein berücksichtigt werden.

Achtung der Eigentumsrechte

Eigentumsrechte umfassen sowohl materielles als auch immaterielles Eigentum (z. B. Patente). Krankenhäuser müssen Eigentumsrecht achten, dies ist keine spezielles Erfordernis eines CR-Konzeptes, sondern eine

33

grundlegende rechtliche Anforderung. Beispiele für die Achtung von Eigentumsrechten sind:

- Für sämtliche Arbeitsplätze sind Lizenzen für alle verwendeten Anwendungen (z. B. Office) vorhanden. Es wird keine Software im kompletten Haus oder auch nur an einzelnen Rechnern »schwarz« verwendet.
- Geschützte Vordrucke etwa für die Patientenakte werden ohne Berechtigung nicht kopiert und verwendet.
- Auf der Homepage werden nur Bilder verwendet, für die die zugehörigen Bildrechte vorliegen.

2.4 Klinikspezifische Verhaltenskodizes

Insbesondere größere Klinikverbünde haben einen eigenen Verhaltenskodex entwickelt, um den genannten Anforderungen gerecht werden zu können. Exemplarisch wird nachfolgend auf die Regeln und Grundsätze für ein rechtlich korrektes und verantwortungsbewusstes Verhalten der Mitarbeiter von Sana (Sana Compliance Verhaltenskodex) eingegangen. Im Vorwort wird betont, dass verantwortungsbewusste und nachhaltige Unternehmensführung ein entscheidender Teil der Unternehmenskultur und des geschäftlichen Handelns von Sana ist. Sana möchte seiner ethischen und rechtlichen Verantwortung als Unternehmen gerecht werden, da nur so Vertrauen geschaffen werden kann und Sana als verlässlicher und integrer Partner für Patienten, Kunden und die Öffentlichkeit wahrgenommen werden kann. Betont wird, dass die Wahrnehmung von Sana in der Öffentlichkeit von jedem Einzelnen abhängt, sodass jeder Mitarbeiter aufgerufen ist, die im Verhaltenskodex formulierten Regelungen und Grundsätze einzuhalten. Der Kodex soll dazu dienen, dass Mitarbeiter sich den ethischen und rechtlichen Anforderungen ihrer Arbeit bewusst werden.

Der Sana-Kodex besteht wie auch andere Kodizes aus allgemeinen Grundsätzen, speziellen Regelungen, Hinweisen zur Einhaltung des Kodex im Arbeitsalltag sowie die Meldung von Verstößen. In den allgemeinen Richtlinien stehen bei Sana drei Punkte im Fokus:

- Verbindlichkeit der Regelungen: Alle Mitarbeiter müssen die gesetzlichen, behördlichen sowie internen Richtlinien beachten
- Folgen der Nichtbeachtung: Hinweis auf mögliche arbeitsrechtliche und strafrechtliche Konsequenzen
- Sinn der Compliance-Regeln: Orientierungsrahmen für die tägliche Arbeit und damit schützender Rahmen für die Mitarbeiter

Die speziellen Regelungen gehen genauer auf wichtige Teilbereiche der unternehmerischen Tätigkeit ein. Insgesamt sind im Sana-Kodex 14 spezielle Regelungen formuliert.

Verbot der Diskriminierung

Die Mitarbeiter werden aufgefordert, sich gegenüber ihren Kollegen, Patienten, Kunden und Geschäftspartnern fair und respektvoll zu verhalten. Dabei sollen die Privatsphäre und die Persönlichkeitsrechte jedes Einzelnen beachtet werden. Sämtliche Formen der Diskriminierung (z. B. nach Geschlecht oder Herkunft), Belästigungen oder Beleidigungen sind zu unterlassen. Gleiches gilt für jedwede Form der Nötigung und Gewalt oder deren Androhung.

Qualität und Sicherheit von Dienstleistungen

Gesetze und interne Richtlinien zu Sicherheit und Qualität sind konsequent zu beachten, insbesondere beim Umgang mit den Patienten. Hierunter fallen bspw. Regelungen zur Hygiene oder zum Strahlenschutz. Patienten müssen darauf vertrauen können, dass die Mitarbeiter alles unternehmen, um Schaden abzuwenden und Fehler zu vermeiden.

Wettbewerb

Sana bekennt sich in dieser speziellen Regelung zu einem ethisch und rechtlich einwandfreien Wettbewerb und lehnt aus diesem Grund alle Geschäfte ab, die mit unlauteren Mitteln vorgenommen werden. Die Marktstellung soll durch die Qualität der Dienstleistung und nicht durch unlautere Geschäftspraktiken gesichert werden. Beispiel für einen Verstoß gegen diese Regelung wäre damit etwa die Bezahlung von Entgelten für Zuweisungen durch niedergelassene Ärzte. Sana weist in dem Passus zusätzlich darauf hin, dass mit Abnehmern oder Lieferanten nicht unfair oder gesetzeswidrig umgegangen werden soll. Ein unlauterer Umgang mit einer Rehabilitationsklinik als »Abnehmer« läge bspw. vor, wenn man regelmäßig nicht rehabilitationsfähige Patienten in die Rehabilitationsklinik verlegt und mit einer Umsteuerung der gesamten Einweisungen droht, falls die Rehabilitationsklinik diese Patienten in das Krankenhaus zurückverlegt.

Umgang mit Patienten, Kunden, Geschäftspartnern und Amtsträgern

Patienten, Kunden und Geschäftspartnern dürfen keine Vorteile angeboten, versprochen oder gewährt werden, die dazu geeignet sind, objektive Entscheidungen zu beeinflussen. Die Vergütungen von Beratern oder Vermittlern müssen in einem angemessenen Verhältnis zur Leistung stehen. Sie dürfen nicht dazu dienen, Geschäftspartnern oder Dritten auf unzulässige Art und Weise Vorteile anzubieten. Beamte, Politiker und andere Vertreter öffentlicher Institutionen dürfen keine Leistungen oder Zuwendungen erhalten, die dazu geeignet sind, ihre Unabhängigkeit infrage zu stellen.

Weiter heißt es in einer späteren Regelung zur Vorteilsannahme:

»Vorteile oder Geschenke dürfen nur angenommen werden, wenn sie von geringem Wert sind und die Gewährung bzw. die Annahme freiwillig und ohne Erwartung einer Gegenleistung erfolgt. Soweit tarifvertragliche Regelungen bestehen, sind diese, insbesondere die dort festgelegten Wertgrenzen, zu beachten. Außerhalb der Anwendbarkeit tarifvertraglicher Regelungen gilt eine

Wertgrenze von EUR 50,00 je Geschenk. Bewirtungen oder Einladungen müssen einem berechtigten geschäftlichen Zweck dienen und in einem angemessenen Rahmen liegen. Dies gilt sowohl für die Annahme, als auch für das Angebot von Bewirtungen und Einladungen. Unverhältnismäßige Maßnahmen in diesem Zusammenhang können als unzulässige Anreize zum Kauf von Produkten oder Dienstleistungen ausgelegt werden. Hier ist in besonders hohem Maße Sensibilität erforderlich. Branchenübliche Bewirtungen oder Einladungen sind akzeptabel (z. B. Essen im Rahmen geschäftlicher Besprechungen). Soweit spezielle Regelungen hierzu in einzelnen Bereichen der Sana Kliniken AG oder deren Tochtergesellschaften bestehen oder erlassen werden, sind diese strikt einzuhalten.«

Medizinische Leistungen

Die Leistungen dürfen nur durch die angemessen qualifizierten Mitarbeiter erbracht werden, die zudem dazu berechtigt sind. So kann bspw. ein Facharzt durchaus befähigt sein, eine bestimmte Leistung ambulant zu erbringen, berechtigt ist er jedoch nur, wenn dies über den Zulassungs- bzw. Ermächtigungsstatus bei der Kassenärztlichen Vereinigung gedeckt ist oder es sich bei dem Patienten um einen Privatversicherten handelt.

Der »Facharztstandard« ist strikt einzuhalten ebenso wie Hygienevorschriften. Die Vergütung der Leistungen hat gemäß der gesetzlichen und standesrechtlichen Regelungen zu erfolgen.

Kooperationen werden im Sinne einer optimalen Patientenversorgung als sinnvoll und sachgerecht angesehen, allerdings nur, wenn sie den gesetzlichen Vorschriften entsprechen. Ferner fordert Sana im Speziellen, dass auch die hausinternen Regelungen (aufsichtsratsrechtliche und interne Vorschriften) eingehalten werden müssen.

Spenden und Sponsoring

Sana lehnt Spenden oder sonstige Zuwendungen ab, die dem Ansehen des Unternehmens schaden könnten. Spenden werden nur auf freiwilliger Basis und ohne Erwartung einer Gegenleistung getätigt.

Konflikte zwischen privaten und geschäftlichen Interessen

Situationen, in denen persönliche oder eigene finanzielle Interessen der Mitarbeiter oder ihnen nahestehenden Personen mit denen von Sana kollidieren können, muss eine besondere Aufmerksamkeit geschenkt werden. Der Abschluss von Verträgen oder die Vergabe von Aufträgen hat ausschließlich unter wettbewerbsorientierten Gesichtspunkten zu erfolgen. Beispiele, bei denen die Gefahr von Missbrauch besteht, sind Arbeitsverträge mit Verwandten oder Bekannten oder die Auftragsvergabe aufgrund von finanziellen Zuwendungen. Insbesondere die Einführung eines strikten Vier- oder Sechs-Augen-Prinzips ab gewissen Abschlusssummen kann einem Fehlverhalten vorbeugen.

Datenschutz

Vertrauliche und patientenbezogene Daten sind vor Missbrauch zu schützen. Sämtliche datenschutzrechtlichen Bestimmungen sind einzuhalten.

Vertraulichkeit

Die Mitarbeiter sind zur Vertraulichkeit über sämtliche den Betrieb betreffenden Vorgänge verpflichtet (z. B. Informationen über Patienten oder Geschäftspartner). Als vertraulich werden alle Informationen angenommen, bei denen nicht anzunehmen ist, dass sie bereits öffentlich bekannt sind oder bekannt gemacht werden sollen. Zudem ist auch intern darauf zu achten, dass Informationen nur an andere Mitarbeiter weitergegeben werden dürfen, sofern dies vorgesehen ist. Insbesondere sind keine Betriebsgeheimnisse zu verwenden, um sich einen wirtschaftlichen Vorteil zu verschaffen. Das Unternehmen hat sicherzustellen, dass vertrauliche Informationen nicht durch Unberechtigte eingesehen werden können. Dies beinhaltet etwa auch, dass Informationen nur für die Mitarbeiter einsehbar sind, die diese zur Erledigung ihrer Arbeit brauchen.

Firmeneigentum

Das Eigentum des Unternehmens (Sachwerte und immaterielle Güter wie Software oder geistiges Eigentum) ist insbesondere vor Verlust, Beschädigung und Diebstahl zu schützen. Firmeneigentum darf ausschließlich für die vorgesehenen Geschäftszwecke benutzt werden. Eine Nutzung für andere, insbesondere persönliche, illegale oder sonst unzulässige Zwecke ist verboten. Bei der Nutzung von Ressourcen und Betriebsmitteln (z. B. Internet) sind bestehende interne Regelungen zu beachten.

Finanzberichte

Sana formuliert hierzu folgende Regelung:

>»Die Gebote der Korrektheit und Transparenz erfordern es, dass jegliche Dokumentationen, Abrechnungen und Datenerfassungen vollständig, ordnungsgemäß und korrekt sein müssen, dass die betreffenden Daten fristgerecht erstellt werden sowie den gesetzlichen und vertraglichen Anforderungen entsprechen. Dies gilt in besonderem Maße für die Buchführung und die Rechnungslegung sowie die sonstigen Berichte über die Geschäftsentwicklung und die Finanzlage des Unternehmens.«

Kommunikation im Namen des Unternehmens

Offizielle Stellungnahmen sowie die Kommunikation mit der Öffentlichkeit im Namen von Sana erfolgen ausschließlich durch den Vorstand oder die dazu ausdrücklich berechtigten Personen. Andere Mitarbeiter sind nicht befugt, Fragen im Namen von Sana zu beantworten oder Informationen herauszugeben.

Schonung von Ressourcen

Sana bekennt sich zum Umweltschutz und zur Nachhaltigkeit von unternehmerischen Entscheidungen. Die Mitarbeiter haben daher die Pflicht, bei ihrem Handeln und ihren Entscheidungen die Auswirkungen auf die Umwelt zu berücksichtigen.

Abschließend werden noch Regeln zur Einhaltung des Kodex im Geschäftsalltag sowie der Umgang mit Verstößen beschrieben. Zur Überprüfung des eigenen Verhaltens im Geschäftsalltag werden folgende Fragestellungen den Mitarbeitern an die Hand gegeben:

- Sind die Entscheidungen und die daraus folgenden Handlungen rechtlich und ethisch korrekt?
- Entspricht das Verhalten den Grundsätzen und internen Richtlinien?
- Ist das Handeln frei von persönlichen Interessen, die in Konflikt zum Unternehmensinteresse stehen?
- Wie wird das Verhalten in der Öffentlichkeit beurteilt (z. B. wenn man daraus aus der Presse erfährt)?
- Können die Auswirkungen des Verhaltens dem Ruf des Unternehmens schaden?

Jeder Mitarbeiter ist für die Einhaltung der festgelegten Regeln verantwortlich. Alle Führungskräfte haben sicherzustellen, dass die ihnen zugeordneten Mitarbeiter mit dem Inhalt des Kodex vertraut sind und die geltenden Regeln beachten. Durch ihr Verhalten haben die Führungskräfte eine Vorbildfunktion. Die Mitarbeiter sollen sich an die zuständige Führungskraft wenden, wenn sie Fragen bei der Anwendung der Regeln des Verhaltenskodex haben. Falls ein Mitarbeiter von einem gravierenden Verstoß gegen den Kodex Kenntnis erhält, ist dies unverzüglich zu melden. Die eingehenden Hinweise sind vertraulich zu behandeln, hierfür sind entsprechende organisatorische und technische Maßnahmen zu ergreifen.

3 Corporate Citizenship

3.1 Merkmale von Corporate Citizenship

Corporate Citizenship (kurz CC) meint das gesellschaftliche bzw. bürgerschaftliche Engagement eines Krankenhauses. Corporate Citizenship äußert sich im Bestreben, als »guter Bürger der Gesellschaft« wahrgenommen zu werden. Kernmerkmale von CC sind (vgl. Habisch et al. 2008, S. 8):

- Unternehmen führen Projekte zur Lösung oder Linderung bedeutender gesellschaftlicher Probleme gemeinsam mit externen Partnern wie Bildungseinrichtungen durch.
- Es werden nicht nur Finanzmittel, sondern zugleich weitere betriebliche Ressourcen wie z. B. Mitarbeiterengagement oder Zugang zu Logistik und Netzwerken bereitgestellt.
- Als Resultat wird neben dem Beitrag zur gesellschaftlichen Problemlösung auch ein wesentlicher Nutzen für das Unternehmen erzielt.

Krankenhäuser können durch CC-Maßnahmen auf gesellschaftliche Probleme hinweisen mit dem Ziel, zur Lösung der Defizite beizutragen. Zudem positionieren sich die Kliniken mit ihren Aktivitäten gleichzeitig gegenüber ihren Anspruchsgruppen. Die Aktivitäten können dabei sehr vielfältig sein und die Bereiche Bildung und Wissenschaft, Soziales, Umwelt sowie Kunst und Kultur umfassen. Die CC-Aktivitäten sollten aus strategischen Gesichtspunkten heraus auf die Bereiche gelenkt werden, in denen die klinikspezifischen Kompetenzen, Ressourcen und freiwilligen Mitarbeitereinsätze (Corporate Volunteering) einen wirksamen Beitrag leisten können.

Die einsetzbaren Ressourcen und Kompetenzen sind dabei sehr vielfältig:

- Finanzmittel
  - Geldspenden
  - Sponsoring
  - Zinslose oder zinsgünstige Kredite
  - Förderpreise für wissenschaftliche Leistungen
  - Auftragsvergabe an gemeinnützige Organisationen, auch wenn diese nicht den besten Preis bieten
  - Einrichtung von oder Beteiligung an Stiftungen
- Dienstleistungen und Logistik
  - Kostenlose Krankenhausleistungen etwa für Bedürftige aus dem Ausland
  - Nutzung von Räumen, Fuhrpark und Geräten wie Kopierern
  - Bereitstellung von Praktikumsplätzen
  - Beschäftigungsmöglichkeiten für Menschen mit Behinderung
- Zeit und Wissen der Mitarbeiter
  - Unterstützung des Engagements von Mitarbeitern in deren Freizeit
  - Freistellung für soziale Zwecke
  - Beratung, Schulung oder Qualifizierung von Mitarbeitern sozialer Organisationen
- Kontakte und Einfluss
  - Vermittlung von Kontakten
  - Lobbyarbeit
  - Sammlung von Spenden für Organisationen

3.2 Corporate-Citizenship-Mix

Der Corporate-Citizenship-Mix beschreibt die wesentlichen neun Instrumente der CC, die in der Praxis eingesetzt werden können (vgl. Dresewski 2004, S. 21 f.). Er ist als eine Art Baukasten zu verstehen, aus dem sich

Krankenhäuser im Rahmen ihrer CC-Strategie passende Instrumente aussuchen und umsetzen können. Die Instrumente sind im Einzelnen (▶ Abb. 3.1):

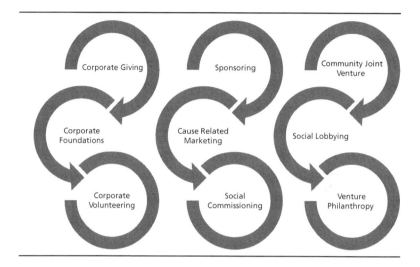

Abb. 3.1: Corporate-Citizenship-Mix

1. *Spenden* (Corporate Giving) ist der Oberbegriff für das Überlassen von Geld oder Sachmitteln oder sonstigen Unternehmensleistungen (z. B. Logisik). Krankenhäuser setzen diesen Baustein bereits häufig ein, indem bspw. an Vereine gespendet wird.
2. *Unternehmensstiftungen* (Corporate Foundations) werden mit dem Ziel gegründet, durch eingelegtes Vermögen definierte Zwecke zu erfüllen. Ein Beispiel im Gesundheitswesen ist die Dr. Broermann Stiftung des Gründers und Gesellschafters der Asklepios Kliniken, die als Stiftungszweck die Förderung von Gesundheit und Prävention von Erkrankungen hat.
3. *Gemeinnütziges Arbeitnehmerengagement* (Corporate Volunteering) bezeichnet das gesellschaftliche Engagement von Krankenhäusern

durch die kostenfreie Bereitstellung des Wissens ihrer Mitarbeiter bzw. die Unterstützung des ehrenamtlichen Engagements von Mitarbeitern in und außerhalb der Arbeitszeit.

4. *Sponsoring* bietet Krankenhäusern die Möglichkeit, definierte Zwecke zu unterstützen und gleichzeitig an verschiedenen Stellen öffentlichkeitswirksam durch den Gesponserten platziert zu werden. Ein Beispiel ist die Unterstützung lokaler Sportvereine oder das Auftreten als Sponsor bei Kulturveranstaltungen.

5. *Zweckgebundenes Marketing* (Cause Related Marketing) ist eine Marketingstrategie, die Teile der Dienstleistungen von Krankenhäusern mit der Unterstützung eines sozialen Zwecks oder einer Organisation in Verbindung bringt. Krankenhäuser könnten etwa für Handtücher, bei denen der Patient bewusst auf einen Wechsel verzichtet, jeweils einen kleinen Geldbetrag an eine Organisation spenden, die mit den eingehenden Geldern bspw. Bäume pflanzt. Im Unterschied zu klassischen Spenden sieht der Patient hier einen direkten Bezug zwischen seiner Handlung und der gewährten Spende.

6. *Auftragsvergabe an soziale Organisationen* (Social Commissioning) bezeichnet die geschäftliche Partnerschaft mit gemeinnützigen Organisationen, die z. B. behinderte oder sozial benachteiligte Menschen beschäftigen. Krankenhäuser können etwa bestimmte Produkte wie Geschirr von entsprechenden Organisationen beziehen.

7. *Gemeinwesen Joint-Venture* (Community Joint Venture) bezeichnet eine gemeinsame und gemeinnützige Einrichtung von einer sozialen Organisation und einem Krankenhaus, in die beide Partner Ressourcen und Know-how einbringen. Beispiel wäre die Gründung einer Beratungsstelle, die sich als ein präventives, zielgruppenspezifisches und unbürokratisches Angebot an werdende Eltern, Alleinerziehende und Eltern kleiner Kinder wendet, die aufgrund von Belastungen in gesundheitlicher, psychischer oder sozialer Hinsicht Unterstützung für ein gelingendes Miteinander mit ihrem Kind wünschen. Kliniken könnten in diesem Zusammenhang insbesondere ihre sozialpädagogische und psychologische Kompetenz in die Einrichtung einbringen.

8. *Lobbying für soziale Anliegen* (Social Lobbying) bezeichnet den Einsatz von Kontakten und Einfluss des Krankenhauses für die Ziele sozialer

Organisationen oder für Anliegen spezieller Gruppen im Gemeinwesen. So können Kliniken bspw. den Aufruf zur Teilnahme an einem Freiwilligentag an ihre Belegschaft und Geschäftspartner weiterleiten.

9. *Soziales Risikokapital* (Venture Philanthropy) bezeichnet unternehmerisch agierende Risikokapitalgeber, die für eine begrenzte Zeit und ein bestimmtes Vorhaben sowohl Geld als auch Know-how in soziale Organisationen investieren. Dieser Baustein ist allenfalls für Klinikkonzerne oder Einzelkliniken mit hohem Umsatz denkbar.

3.3 Nutzen von Corporate Citizenship

CC bietet Kliniken Nutzenpotenziale in mehrfacher Hinsicht, insbesondere im Hinblick auf den Personalbereich, die Unternehmenskommunikation, die Standort- und Regionalentwicklung sowie die Kundenbindung.

Im Personalbereich können Kosteneinsparungen durch geringe Anwerbungs- und Qualifizierungskosten sowie eine geringe Fluktuation entstehen. Kooperiert etwa eine Klinikkette bei der Ausbildung von jungen Menschen mit einer Hochschule oder mit Schulen, so können gute Mitarbeiter direkt von dort gewonnen werden und es kann auch auf das Qualifikationsprofil Einfluss genommen werden. Kliniken, die ein hohes Ansehen in der Gesellschaft genießen, fällt es zudem generell leichter, Personal zu gewinnen und zu binden. Eine höhere Identifikation mit dem Krankenhaus und eine höhere Mitarbeiterzufriedenheit ermöglichen zudem eine Steigerung der Produktivität und eröffnen damit letztendlich die Möglichkeit eines höheren Absatzes etwa über Fallmengensteigerungen.

Bei der Unternehmenskommunikation ist von einem besseren Standing bei den Medien auszugehen, sodass diese positiver über das Krankenhaus berichten. Dies erhöht die Bekanntheit und die Reputation der Einrichtung, was zugleich positive Effekte auf das Mitarbeiterengagement und die Mitarbeiterzufriedenheit hat.

Durch die aktive Standort- und Regionalentwicklung kann die Attraktivität des Standortes gesteigert werden, sodass insbesondere Mitarbeiter des ärztlichen und pflegerischen Dienstes, die momentan aufgrund der Knappheit schwer zu gewinnen sind, leichter akquiriert werden können. Gute Lebensbedingungen sind zugleich eine wesentliche Voraussetzung für die grundsätzliche Zufriedenheit von Mitarbeitern.

Maßnahmen der CC leisten zuletzt auch einen Beitrag zur Steigerung der Kundenbindung (insbesondere Patienten, Zuweiser und Kostenträger) durch eine Erhöhung des Vertrauens in das Krankenhaus. Soziales Engagement stärkt das Unternehmensimage der Klinik und macht es so möglich, seine Leistungen, die grundsätzlich auch von anderen Anbietern durchgeführt werden könnten, von diesen durch einen »sozialen Mehrwert« zu differenzieren.

3.4 Regeln für erfolgreiche CC-Maßnahmen

Die nachfolgenden zehn Regeln für erfolgreiches gesellschaftliches Engagement wurden von der betapharm Arzneimittel entwickelt (vgl. Walter 2008, S. 94 f.). An diesen Regeln sollten sich auch Krankenhäuser orientieren, sofern sie sich mit dem Gedanken beschäftigen, Maßnahmen der CC zu ergreifen.

1. *Das Engagement spiegelt die Unternehmensphilosophie wider*
   Um gesellschaftliches Engagement langfristig und erfolgreich zu betreiben, muss es die Grundwerte des Unternehmens widerspiegeln und Bestandteil der Firmenphilosophie und der gelebten Unternehmenskultur werden.
2. *Informieren und Entwickeln*
   Ein sinnvolles und zum Unternehmen passendes Engagement zu finden, stellt eine große Herausforderung dar. Ausgangspunkt kann z. B. ein bestehendes Sponsoring sein, das weiter ausgebaut wird. Der

künftige Erfolg und Nutzen des Engagements hängt wesentlich davon ab, wie gut sich ein Unternehmen darauf vorbereitet hat.

3. *Strategisch denken und langfristig planen*
Gesellschaftliches Engagement ist Teil der Unternehmensstrategie, denn nur dann wird der Nutzen für alle Beteiligten optimiert. Langfristiges Engagement ist wesentlich effektiver als einzelne, unzusammenhängende Sponsoring-Aktivitäten.

4. *Mitarbeiter integrieren und Kompetenzen fördern*
Das gesellschaftliche Engagement bezieht möglichst viele Unternehmensbereiche und Mitarbeiter mit ein. Die gemeinsame Arbeit an gemeinwohlorientierten Aktivitäten verbindet und motiviert. Die Mitarbeiter erwerben dadurch neue Kenntnisse und erweitern ihre Kompetenzen.

5. *Die passenden Inhalte und Bezüge herstellen*
Das Engagement muss inhaltlich zum Unternehmen passen. Ein wirklich gutes Engagement stellt nicht nur finanzielle Mittel bereit, sondern bringt unternehmerisches und branchenspezifisches Knowhow ein.

6. *Auf professionelle Umsetzung Wert legen*
Die Umsetzung des gesellschaftlichen Engagements muss einem ebenso professionellen Anspruch genügen wie sie für Projekte im Kerngeschäft gelten. Neben der fachlichen Kompetenz erfüllt das Unternehmen die aus dem Engagement erwachsenden Ansprüche und Pflichten dauerhaft.

7. *Sinnvoll und richtig kooperieren*
In der Zusammenarbeit mit einem gemeinnützigen Partner liegt der Schlüssel zum Erfolg: Die verschiedenen Partner tauschen Ideen aus, lernen voneinander und realisieren gemeinsame Projekte. Die Gründung eines gemeinnützigen Instituts oder einer Stiftung bezeugt die Ernsthaftigkeit des unternehmerischen Engagements. Gegenseitiger Respekt und die Zusammenarbeit der Partner »auf Augenhöhe« ist die Basis für erfolgreiche Kooperation.

8. *Kontakte knüpfen und nutzen*
Unternehmerisches Engagement bietet viele hervorragende Gelegenheiten zum Knüpfen von Kontakten. Ein Vorteil, der durch gezieltes

Networking voll ausgeschöpft und zum Wohle des Unternehmensgeschäftes und des Engagements genutzt werden kann.

9. *Erst etwas bewegen und dann kommunizieren*
   Das gesellschaftliche Engagement sollte erst dann nach außen kommuniziert werden, wenn die Partner, konkrete Projektziele und erste Maßnahmen feststehen.

10. *Transparent nach innen und außen kommunizieren*
    Die Kommunikation des Engagements erfolgt z. B. über die kontinuierliche Pressearbeit, einen Geschäftsbericht oder in Form eines eigenen CC-Berichts. Je deutlicher der Nutzen aller Partner beschrieben wird, umso besser können alle Interessengruppen das Engagement einordnen und würdigen. Ein weiterer positiver Effekt: Über das konkrete Projekt hinaus wird die Idee von CC verbreitet.

4 Umwelt als zentrales Thema der CR

4.1 Bedeutung

Viele Aktivitäten von Krankenhäusern haben eine Auswirkung auf die Umwelt. Unter Umwelt kann man allgemein die natürliche Umgebung, in der eine Klinik tätig ist, verstehen. Hierzu zählen bspw. die Luft, das Wasser, der Boden, die natürlichen Ressourcen, die Flora und Fauna sowie die Menschen. Die Verantwortung für die Umwelt ist ein wichtiger Teilaspekt gesellschaftlicher Verantwortung, sodass der Umweltschutz für Krankenhäuser ein immer bedeutsamerer Einflussfaktor wird. Umweltschutz wird aber häufig noch als eher reaktives Thema verstanden, welches Kosten verursacht. Ebenso wie in der Gesellschaft nimmt jedoch im Klinikbereich mehr und mehr die Überzeugung zu, dass die ökologischen Herausforderungen zugleich eine ökonomische Herausforderung, aber auch Chance sind. Viele Krankenhäuser versuchen bspw. aus wirtschaftlichen Erwägungen heraus, eine Reduktion des Energie- und Wasserverbrauchs zu erreichen oder das Abfallaufkommen zu minimieren. Ebenso tragen Ansätze zur papierlosen Dokumentation und des papierlosen Büros dazu bei, ökologischer zu handeln und zumindest mittelfristig damit auch Kosten einsparen zu können.

Die Themenvielfalt, mit der Krankenhäuser im Zusammenhang mit dem Umweltschutz konfrontiert sind, ist sehr umfangreich. Exemplarisch seien die Abfallentsorgung, die Energieoptimierung, der Umgang mit Gefahrenstoffen, die Abwassereinleitung sowie die Einhaltung von Hygienerichtlinien genannt. Ferner müssen diverse umweltbezogene Gesetze und Verordnungen eingehalten werden, hierunter fallen etwa das Kreislaufwirtschafts- und Abfallgesetz, das Wasserhaushaltsgesetz, die Abwasserverordnung, das Immissionsschutzgesetz, die Gefahrstoffverordnung, die Gefahrgutverordnung, das Infektionsschutzgesetz und das Medizinproduktegesetz.

Das Ziel eines Krankenhauses sollte es grundsätzlich sein, die negativen Auswirkungen seines Handelns auf die Umwelt zu vermeiden oder zumindest zu reduzieren. Auch wenn viele Anforderungen an den Umweltschutz bereits durch die Einhaltung der gesetzlichen Vorschriften erfüllt werden können, ist es möglich, weitere Potenziale durch ein optimiertes Management des Umweltschutzes im Krankenhaus zu heben. Herausfordernde Ziele über den Mindeststandard hinaus leisten einen wesentlichen Beitrag zu einer nachhaltigen Entwicklung.

Die Transformation von einem »gewöhnlichen« zu einem »grünen« Krankenhaus erfolgt keinesfalls auf Knopfdruck, sondern ist ein langer Prozess, der mit einem klaren Bekenntnis der Krankenhausleitung zu einer auf Nachhaltigkeit ausgerichteten Gesamtstrategie beginnt. Ebenso wichtig ist die aktive Einbindung der Mitarbeiter in die Entwicklung, nur so können diese für die grünen Themen und grünes Handeln begeistert werden. Ein erfolgreicher Changeprozess hin zu einem nachhaltigen Krankenhaus besteht daher aus vielfältigen Initiativen, Projekten und Anpassungen, die sowohl top-down als auch bottom-up initiiert werden. Letztendlich stehen die vier Ziele weniger Ressourcenverbrauch, weniger Abfallproduktion, gesteigerter Patientenkomfort und eine gesteigerte Mitarbeiterzufriedenheit im Mittelpunkt sämtlicher »grünen« Bemühungen (vgl. Debatin et al. 2011, S. 2 f.).

4.2 Bestandsaufnahme

Ein Krankenhaus sollte, bevor Maßnahmen ergriffen werden, zunächst eine Bestandsaufnahme des aktuellen Status durchführen. Empfohlen wird die Durchführung einer betrieblichen Umweltbilanz, welche direkte und indirekte Einflussfaktoren unterscheidet (vgl. Kirstein und Waldmann 2011, S. 7 ff.).

Indirekte Faktoren beziehen sich primär auf Lieferanten und Abnehmer sowie auf die Mitarbeiter und Besucher. Die durch diese verursachten Ressourcenverbräuche lassen sich für Kliniken kaum ermitteln, da oftmals keine belastbaren Daten zur Verfügung stehen. Darüber hinaus kann eine Beeinflussung nur mittelbar etwa durch die Auswahl von ökologisch handelnden Lieferanten erfolgen. Direkte Einflussgrößen haben deshalb für die Bestandsaufnahme eine größere Bedeutung. Hierzu zählen:

- Inputbezogene Größen: Verbrauch an natürlichen Rohstoffen, Ressourcen und Energie
- Outputbezogene Größen: Emissionen, Abwässer und Abfälle
- Flächenverbrauch

Krankenhäuser müssen sich im Rahmen ihrer CR-Aktivitäten ihrer Verantwortung gegenüber der Umwelt bewusst werden, die Auswirkungen ihrer Handlungen auf die Umwelt identifizieren und den Umweltschutz bei dem Treffen von Entscheidungen ausreichend berücksichtigen. Aus dem Kapitel 6.5.2 der DIN ISO 26000 können mehrere Anknüpfungspunkte für das Kernthema Krankenhäuser innerhalb eines CR-Systems abgeleitet werden (vgl. Vitt et al. 2011, S. 69 ff.):

- *Umweltverantwortung:* Krankenhäuser sollten grundsätzlich Umweltverantwortung übernehmen und nicht nur die bloße Erfüllung von gesetzlichen Anforderungen und Bestimmungen als Ziel haben. Maßnahmen zur Vermeidung, Reduzierung oder Abschwächung von Umweltauswirkungen sollten aktiv ergriffen werden.
- *Vorsorgeansatz:* Potenziell belastende Verhaltensweisen sollten bereits präventiv unterbunden werden. Natürliche Ressourcen sollten schonend in Anspruch genommen werden mit dem Ziel, dass Umweltbelastungen gar nicht erst eintreten.
- *Verursacherprinzip:* Krankenhäuser sollten die Kosten für die Vermeidung bzw. Beseitigung eines Umweltschadens übernehmen, sofern sie dafür verantwortlich sind.
- *Umweltrisikomanagement:* Kliniken sollten über ein Umweltrisikomanagement verfügen, um frühzeitig umweltrelevante Risiken und deren Auswirkungen auf die Reputation des Krankenhauses identifi-

zieren zu können. Die Risikoeinschätzungen bieten zudem eine gute Grundlage für Innovation und Modernisierung im betrieblichen Umweltschutz.

- *Lebenszyklus-Ansatz:* Die Wirkung von Produkten und Leistungen während des gesamten Zyklus sollte systematisch betrachtet werden. Dies umfasst im Krankenhaus sämtliche Umweltauswirkungen, die bei der Produktion, Nutzung, Entsorgung oder Wiederverwertung von den in den Erstellungsprozess eingebrachten Produkten entstehen.
- *Umweltfreundliche Leistungserstellung und Ökoeffizienz:* Die Leistungserstellung sollte sicher bei gleichzeitig effizienter Nutzung von Ressourcen und Reduzierung von Abfall ablaufen. Beispiele sind ein verringerter Materialeinsatz, weniger Energieverbrauch oder die Verwendung erneuerbarer Energien.
- *Nachhaltige Beschaffung:* Wo möglich, sollten Krankenhäuser bei der Beschaffung die Leistung eines Produktes oder einer Dienstleistung in umweltbezogener, sozialer und ethischer Hinsicht berücksichtigen.
- *Lernen und Bewusstseinsbildung:* Das Bewusstsein für Umweltauswirkungen und deren Bewältigung sollte innerhalb des Einflussbereichs eines Krankenhauses gefördert werden.

4.3 Kernhandlungsfelder

Kernhandlungsfelder mit Bezug zur Umwelt sind für Krankenhäuser die Vermeidung von Umweltbelastung, die nachhaltige Nutzung von Ressourcen sowie die Abschwächung des Klimawandels.

Umweltbelastungen können durch Schadstoffemissionen in die Luft, Einleitung in Gewässer, Lärm und Abfälle sowie gefährliche Chemikalien entstehen. Krankenhäuser sollten sich daher insbesondere mit einem verantwortungsbewussten Abfallmanagement auseinandersetzen (Abfallvermeidung und -verringerung, Wiederverwendung, Wiederaufbereitung, Abfallbehandlung und -beseitigung). Weitere Gefahren für die Gesellschaft gehen von Lärm, Geruch, optischen Eindrücken, Strahlen und infektiösen Stoffen aus. Krankenhäuser müssen daher Maßnahmen ergreifen, um die Beeinträchtigungen, die durch das Krankenhaus entstehen, möglichst zu minimieren.

Damit Ressourcen auch künftigen Generationen noch zur Verfügung stehen und die ökologische Belastungsgrenze der Erde nicht überschritten wird, sollten erneuerbare Energien nur maximal in dem Umfang genutzt werden, wie sie nachwachsen. Nicht erneuerbare Energien dürfen nur insoweit beansprucht werden, wie es gelingt, den Verbrauch durch die Substitution durch erneuerbare Energien zu kompensieren. Kernthema für Kliniken ist daher die effiziente Nutzung von Energie, Wasser und Materialien. Zuletzt ist es Aufgabe eines verantwortungsvoll handelnden Krankenhauses, einen Beitrag zur Reduktion der Treibhausgase zu leisten. Beispiele zur Reduktion stellen die Absenkung des Verbrauchs an Treibstoffen und Öl dar sowie die optimierte Nutzung von Heizungs-, Lüftungs- und Klimaanlagen.

Im Rahmen der Green Hospital Initiative Bayern wurde ein Maßnahmenkatalog erarbeitet, welcher sich sehr gut eignet, um sinnvolle Aktivitäten für ein umweltverträgliches Handeln im Rahmen eines CR-Konzeptes zu identifizieren. Insgesamt werden für neun Teilbereiche Handlungsoptionen vorgeschlagen. Die Green Hospital Initiative Bayern des Bayerischen Staatsministeriums für Gesundheit und Pflege hat zum Ziel, das Konzept des nachhaltigen Krankenhauses in ganz Bayern zu verwirklichen. Die bayerische Staatsregierung unterstützt daher bayerische Krankenhäuser bei der Entwicklung hin zu einem umweltschonenderen Krankenhaus. Nachfolgend werden die einzelnen Aspekte, die bei der Green Hospital Initiative Bayern Berücksichtigung finden, sowie Beispiele zur Umsetzung dargestellt:

Berücksichtigung von Standortfaktoren

- Minimierung des Grundflächenverbrauchs u. a. durch kompakte Baukörper
- Optimiertes Flächenmanagement (z. B. multifunktionelle Raumnutzungen)
- Optimale Verwertung des Sonnenlichts
- Vermeidung von Bodenversiegelungen

- Versickerung des Niederschlagswassers vor Ort
- Naturschutzgerechte Außenanlagen, (z. B. Biotop, Garten mit geschützten, nicht gesundheitsgefährdenden Pflanzen)
- Einbindung des Krankenhauses in vorhandene, regionale Versorgungsstrukturen (z. B. Standortwahl nach verfügbaren öffentlichen Verkehrsmitteln)

Anforderungen an Bauwerk und Gebäudestrukturen

- Flexible Baukonstruktion bzw. Grundrisse
- Intelligente Fassaden-/Fensterkonstruktionen zur Verhinderung von Wärme und Kälteverlusten (»Passivhaus«-Gebäudestandard, Isolierung mit umweltverträglichen Dämmstoffen, integrierte Solarmodule, Dreifachverglasung der Fenster)
- Tageslicht in Fluren zur Reduzierung künstlicher Beleuchtung
- Patientengruppenspezifische Milieugestaltung (z. B. bei Demenzkranken Vermeidung von Klarglastüren)
- Regelmäßige Kontrolle auf eventuelle Wärmeverluste (Thermografie)
- Betonkernaktivierung inklusive Niedertemperaturanlagen
- Attraktives Design – sofortige Identifizierung des Bauwerks als Green Hospital

Energieversorgung

- Optimierung der Heizungs-, Klima- und Lüftungsanlagen (einschließlich Wärmerückgewinnung sowie Pumpen mit Frequenzumrichtern)
- Einsatz von Anlagen zur Nutzung regenerativer und am Standort verfügbarer Energien (z. B. Geothermie, Solarthermie, Photovoltaik, Windkraft, Holzbrennstoffe, Biogas, Wasserkraft)
- Anschluss an Fernwärmeversorgung (nur auf Basis ökologisch gewonnener Energie)
- Bezug von Ökostrom
- Notstromanlage als netzparalleles Aggregat im Verbund mit anderen Erzeugeranlagen zur Erzielung einer Stromvergütung am Minutenreservemarkt

- Automatisierte Gebäudeleittechnik (Steuerung von Strom, Heizung, Lüftung, Klima, Beleuchtung und Sonnenschutz)
- Einsatz intelligenter und bedarfsoptimierter Licht- und Beleuchtungssysteme (z. B. Tageslichtlenkung, LED-, OLED-, oder Hybridleuchten, tageslichtabhängige Einzelraumlichtsteuerung)
- Reduzierung der Warmwasserspeichermenge, Verringerung des Warmwasserverbrauches, Verringerung des Wärmeverlustes beim Warmwasser
- Ersetzen des Energieträgers Heißdampf, ggf. Einsatz dezentraler Systeme
- Blockheizkraftwerk
- Einführung eines Managementsystems zur Minderung des Energieverbrauchs
- Elektrotankstelle
- Einsatz von Phasenwechselmaterialien (phase change materials, kurz PCM)

Betriebsorganisation

- Innovative Informations- und Kommunikationstechnologien zur Optimierung der Arbeits- und Prozessabläufe (z. B. Standardisierung der Patientenpfade, zentrale Patientenaufnahme, elektronische Patientenakte, digitales Archiv)
- Einsatz von Steuerungssoftware für Produkte zur Reduzierung der Lagerhaltung, Verbesserung der Kostentransparenz, effizientere Produktauswahl und Entnahmedokumentation
- Optimierter Einsatz der Medizintechnik (z. B. Auslastungsmanagement, Bildung von Kompetenzzentren, Just-in-time-Patientenabruf)
- Nutzung telemedizinischer Netzwerke
- Visualisierung der energetischen Situation durch einen »Green Monitor« an zentraler Stelle
- Innerbetriebliches Vorschlagswesen für Verbesserungen des Betriebsablaufs mit Anreizen (z. B. Gewinnspiel)
- Benchmarking mit anderen Kliniken
- Beschaffungen über »grüne Lieferanten« (z. B. Lieferanten/Hersteller mit Selbstverpflichtungen)

Umweltgerechte Werkstoffe

- Vermeidung schadstoffhaltiger Kunststoffe (z. B. PVC-freie Infusionsbestecke)
- Verwendung von Materialien mit hoher Reinigungsfreundlichkeit
- Verwendung von Kies statt Beton/Asphalt bei Parkplatzflächen, Wegen etc.
- Verwendung ökologischer, recyclingfähiger Baustoffe aus heimischer Produktion
- Verwendung »grüner« Produkte (z. B. mit dem Umweltzeichen »Blauer Engel«)

Umweltgerechte Ausstattung

- Einsatz innovativer Oberflächentechniken (z. B. Nanomaterialien)
- Auswahl von Medizin- und IT-Technik nach energiesparenden Kriterien
- Konsolidierung der IT-Serverkapazitäten, Optimierung der Rechnungszentrumskühlung
- Bezug medizintechnischer Geräte, deren Hersteller Rückgabe und Recycling gewährleisten
- Beschaffung von qualitätsgesichert überholten und instandgesetzten »Refurbished«-Geräten (z. B. EDV- und Bürogeräte) oder von Geräten mit recycelten Komponenten
- Hygieneoptimierte sanitäre Einrichtungen (z. B. berührungslose Armaturen)
- Begrünung der Dächer (auch zur Niederschlagswasserrückhaltung)
- Informationsangebote zur biologischen Vielfalt (Biodiversität) in der Umgebung
- Getrennte Ableitung geeigneter Abwasserteilströme bei der Hausinstallation mit Verwendungsoption als Nutzwasser

Minderung der Umweltbelastungen

- Verbesserung der Innenraum-Luftqualität (z. B. durch schadstofffreie Materialien)

- Maßnahmen zur Vermeidung der Überproduktion bei der Verpflegung (z. B. effizientes Bestellsystem)
- Reduzierung/Vermeidung von Lärm- und Geruchseinflüssen (Dämmung oder Auslagerung lärmintensiver Anlagen, Einbau schalldämmender Bodenbeläge)
- Umsetzung von Mülltrennungs- und Bewirtschaftungskonzepten (Reduzierung der Abfallmenge, Rückführung des Verpackungsmülls an Hersteller)
- Besondere Maßnahmen zur Minimierung von Baulärm, Abfall und Staub sowie Schutz von Luft, Grundwasser und Boden während der Bauphase
- Setzung von Anreizen zur Ressourcenschonung durch die Mitarbeiter
- Maßnahmen zur Minimierung der Fahrten mit PKW und LKW (Optimierung der Wegeführung, Minimierung von Versorgungsfahrten, Förderung des ÖPNV bzw. von Fahrradnutzung)

Aufenthalts- und Arbeitsbedingungen

- Komfort auch bei Bettgebundenheit (z. B. vom Patientenbett regelbare Heizung, Sonnenschutz und Beleuchtung, Ausblick ins Freie)
- Farbleitkonzept zur Patientenorientierung
- Wohnliche, umweltgerechte Gestaltung der Patientenzimmer und Behandlungsbereiche (z. B. Möbel aus Naturholz)
- Information der Patienten über Begegnungs- und Aufenthaltsmöglichkeiten im Krankenhaus (mit verständlichen Wegbeschreibungen) sowie über Veranstaltungen und Ausstellungen im Krankenhaus
- Maßnahmen zur Steigerung der Patienten- und Mitarbeiterzufriedenheit (z. B. Fragebögen, Einführung eines Beschwerdemanagements, leicht verständliche und barrierefreie Homepage, Patientenzeitung, flexible Arbeitszeitmodelle, freie Menüwahl, Biokostangebote, Multimediaangebot über Terminals)
- Ausreichende Parkplätze für Mitarbeiter und Besucher in Krankenhausnähe
- Mitarbeiter- und patientenfreundliche Außenanlagen und Innenhöfe (Therapie- oder Patientengarten)

- Verbesserung des Betreuungsangebots für Kinder
- Tagesbelichtung für mindestens 90 % der Arbeitsplätze
- Fortbildungsangebote für Mitarbeiter besonders zu ökologischen Themen, betriebliches Gesundheitsmanagement, über den gesetzlich geforderten Bereich hinaus Verbesserung der Sicherheit (Zugangsbeschränkungen, Tresore, Schließfächer)

Umweltgerechte Managementsysteme und Zertifizierungen

- System nach der internationalen Umweltmanagementnorm ISO 14001
- Gemeinschaftssystem der EU aus Umweltmanagement und Umweltbetriebsprüfung (EU-Öko-Audit – EMAS)
- Integrierte Produktpolitik (IPP-Lebenswegbetrachtung von Produkten zur Verbesserung der Ressourceneffizienz)
- Stoffflussmanagement z. B. durch Software XHOSPIpro
- Zertifizierungen (LED, DGNB)
- Umweltbilanz Produkte (BIfA)
- Studien über die Luftqualität im Krankenhaus

Unter www.stmgp.bayern.de/krankenhaus/green_hospital/index.htm (Zugriff am 17.04.2015) können zahlreiche weitere Informationen rund um das Thema »Grünes Krankenhaus« abgerufen werden (z. B. Best-Practice-Beispiele sowie ein Green Hospital Quick Check).

4.4 Exemplarische KPIs für Green Hospitals

Wie in anderen Bereichen sollten auch für das Umweltmanagement einige Schlüsselindikatoren (Key Performance Indicator, kurz KPI) definiert werden. Beispielhaft werden in **Tabelle 4.1** ausgewählte Indikatoren genannt (vgl. Kirstein und Waldmann 2011, S. 11):

Tab. 4.1: Ausgewählte KPIs des Umweltmanagements

Thema	Schlüsselindikator
Energie	Anteil der regenerativen Energien am Gesamtenergieverbrauch Anteil des Stromverbrauchs am gesamten Energieverbrauch Verbrauch an KWh je Pflegetag
Wasser	Verbrauch an m^3 Wasser je Pflegetag
Abwasser	Verbrauch an m^3 Abwasser je Pflegetag
Abfall	Verbrauch in kg je Bett pro Jahr
Emissionen	CO_2 Verbrauch je Pflegetag
Lieferanten (Essen)	Anteil von lokalen Lieferanten an der Gesamtlieferantenzahl
Compliance	Anteil der Mitarbeiter in %, die im Kalenderjahr an einer umweltspezifischen Schulung teilgenommen haben

4.5 DIN EN ISO 14001 und EMAS

In Europa und Deutschland existiert seit 1995 das Umweltmanagementsystem gemäß EG-Öko-Audit-Verordnung (Eco-Management and Audit Scheme, kurz EMAS). Seit 1996 entwickelte sich zusätzlich die internationale Norm DIN EN ISO 14001 »Umweltmanagementsysteme – Spezifikation mit Anleitung zur Anwendung«. Die ISO-14001-Norm »Umweltmanagementsysteme« gehört zu denjenigen Normen, die zur unabhängigen Zertifizierung herangezogen werden. Sie dient so weltweit als Grundlage für den Nachweis eines wirksamen Umweltmanagementsystems, das den Anforderungen gemäß eingerichtet und von unabhängigen Auditoren geprüft und zertifiziert wurde (vgl. BMU und UBA 2001, S. 13 f.).

Die DIN EN ISO 14001 legt Anforderungen an ein Umweltmanagementsystem fest, die es Krankenhäusern ermöglichen, eine Umweltpolitik mit umweltspezifischen Zielsetzungen zu entwickeln und zu verwirklichen. Die DIN EN ISO 14001 legt keine absoluten Vorgaben für Umweltleistung fest, zwei Kliniken können insofern unterschiedliche Umweltleistungen zeigen und dennoch beide die Erwartungen der Norm erfüllen.

Ausgangspunkt eines Managementsystems nach DIN EN ISO 14001 ist eine Bestandsaufnahme zur Überprüfung der aktuellen Situation. Diese hat zum Ziel, dass alle Umweltaspekte eines Krankenhauses als Grundlage für den Aufbau des Umweltmanagementsystems berücksichtigt werden. Die Bestandsaufnahme umfasst vier Bereiche:

- Ermittlung von Umweltaspekten
- Ermittlung rechtlicher Verpflichtungen und anderer Anforderungen, zu denen sich ein Krankenhaus verpflichtet
- Überprüfung bestehender Umweltmanagementpraktiken und -verfahren
- Auswertung von umweltbezogenen Vorfällen aus der Vergangenheit

Die Dokumentation des Umweltmanagementsystems muss folgende Aspekte umfassen:

- Umweltpolitik sowie umweltbezogene Ziele
- Beschreibung des Geltungsbereiches des Umweltmanagementsystems
- Beschreibung der Hauptelemente des Umweltmanagementsystems und ihrer Wechselwirkung
- Hinweise auf Dokumente (Dokumente, die von der Norm gefordert werden und Dokumente, die vom Krankenhaus als wichtig empfunden werden)

Umweltbetriebsprüfungen sind in Form von internen Audits in regelmäßigen Abständen durchzuführen.

Die ISO 14001 ist das Resultat einer privatwirtschaftlichen Normung, ein ISO-Zertifikat wird von privaten Zertifizierungsgesellschaften (z. B. TÜV) ausgestellt. EMAS dagegen basiert auf einer gesetzlichen EG-Verordnung und wird nach deutschem Umweltauditgesetz von staatlich zugelassenen und beaufsichtigten Umweltgutachtern bzw. Umweltgutachterorganisationen geprüft. EMAS-Anwender werden in ein öffentlich zugängliches nationales EMAS-Register bzw. das EU-Register eingetragen und können das EMAS-Logo verwenden. EMAS gilt als das anspruchsvollere, aber nur auf Europa konzentrierte System, während die ISO 14001 über die EU hinausgehende, internationale Akzeptanz erfährt.

EMAS ist ein von der Europäischen Union entwickeltes System des Umweltmanagements und der Umweltorganisation für Unternehmen, die das Ziel verfolgen, ihre Umweltleistung zu verbessern. EMAS geht über ein reines Managementsystem hinaus, die Unternehmen sollen sich über die gesetzlichen Umweltanforderungen hinaus ständig verbessern. Bei EMAS sind in den Prozess der kontinuierlichen Verbesserung der Umweltleistung die Beschäftigten einzubeziehen. Dies soll der Identifizierung der Arbeitnehmer mit den Umweltschutzinteressen des Unternehmens dienen und sicherstellen, dass das Umweltmanagement tatsächlich gelebt wird und nicht nur auf dem Papier existiert. In EMAS sind die Anforderungen der DIN EN ISO 14001 integriert, darüber hinaus sind besondere Anstrengungen hinsichtlich der Einhaltung von Rechtsvorschriften, Umweltleistung, externer Kommunikation und Beziehungen sowie die Einbeziehung der Arbeitnehmer gefordert.

Das Unternehmen ist verpflichtet, eine Umwelterklärung zu erstellen, in der es die umweltrelevanten Tätigkeiten und die Daten zur Umwelt, wie Ressourcen- und Energieverbräuche, Emission, Abfälle etc. genau darstellt. Jede Umwelterklärung ist von einem unabhängigen, staatlich zugelassenen Umweltgutachter zu überprüfen. Sofern die Voraussetzungen der EMAS-Verordnung erfüllt werden, erklärt der Umweltgutachter die Umwelterklärung für gültig (sog. Validierung). Nach der Validierung wird der Teilnehmer in ein öffentliches Register eingetragen und erhält eine europaweit einmalige Registrierungsnummer. Der Umweltgutachter achtet nicht allein auf die Einhaltung der formellen Regeln, sondern vielmehr auch auf die echte Umweltleistung der Organisation. Die Umweltbetriebsprüfung ist regelmäßig, spätestens alle drei Jahre zu wiederholen. Die Umwelterklärung wird der Öffentlichkeit gedruckt oder in elektronischer Form zur Verfügung gestellt und ist ein Eckpunkt des Dialogs zwischen dem Unternehmen und interessierten Kreisen. Unternehmen sind nach erfolgreicher Teilnahme berechtigt, das EMAS-Logo zu benutzen. Das EMAS-System deckt alle Umweltaspekte einer umfangreichen Corporate Responsibility umfassend ab, es beinhaltet unter anderem Anforderungen an die Compliance, einen offenen Stakeholder-Dialog sowie das systematische Einsparen von Energie- und Ressourcenkosten. Die Berücksichtigung der Anforderungen ist daher für Krankenhäuser eine gut geeignete Grundlage, Umweltaspekte in seiner Corporate-Responsibility-Strategie umfassend berücksichtigen zu können. Zugleich können damit die Forderungen der DIN EN ISO 14001 erfüllt und damit die Basis für eine Zertifizierung nach dieser Norm gelegt werden. Nähere Informationen zu EMAS können unter www.emas.de abgerufen werden.

4.6 Praxisbeispiele

4.6.1 Leuchtturmprojekt »Green Hospital Lichtenfels«

Mit dem Pilotvorhaben »Green Hospital Lichtenfels« soll ein Haus mit Vorbildcharakter für andere Kliniken geschaffen werden, die sich auf dem Weg zu einem umweltbewussten Krankenhaus befinden. Im Zuge des Neubaus wird das Klinikum Lichtenfels durch ein planerisches, bauliches und betriebliches Konzept komplett nachhaltig ausgerichtet. Es wird Passivhausstandard anvisiert und darüber hinaus zeichnet sich das Projekt durch ein optimiertes ökologisches Energiekonzept aus. Ein möglichst geringer Energieverbrauch, eine optimierte Gebäudehülle und eine nachhaltige Energieversorgung sollen erreicht werden. Ökologische und ökonomische Belange werden mit den Bedürfnissen der Patienten in Einklang gebracht. Das Projekt wird vom Freistaat Bayern mit acht Millionen Euro gefördert.

Das »Green Hospital Lichtenfels« soll energetisch und ökologisch einen neuen Standard setzen. Durch den Einsatz innovativer Techniken und Materialien wird nahezu Passivhausstandard erreicht und LED-, Hybrid- sowie neuentwickelte OLED-Leuchten werden den Beleuchtungsstromverbrauch im Vergleich zum Altbau des Klinikums um ca. 60 % verringern. Regenerative Energien werden 12 % des Strombedarfs und 26 % des Wärme-Dampf-Bedarfs decken. Der notwendige Bezug von externen Energien erfolgt ausschließlich über Biogas und Ökostrom. Weitere Informationen können unter www.stmgp.bayern.de/kranken haus/green_hospital/lichtenfels/index.htm (Zugriff am 17.04.2015) abgerufen werden.

4.6.2 Asklepios Green Hospital®-Initiative

Asklepios möchte mit seiner Green-Hospital®-Initiative die Ökologie und Ökonomie mit der sozialen Verantwortung eines der großen Klinikkonzerne in Europa verbinden. Zu den Zielen schreibt Asklepios:

»Verantwortung für die Umwelt, Vorsorge in der Medizin und ein zukunftsgerechter Umgang mit natürlichen Ressourcen – das sind die Ziele des Green Hospital Program. Unsere Experten aus Medizin, Wirtschaft und Forschung machen innovative Ideen zu Produkten für eine spürbar bessere Gesundheitsversorgung – von ökologischen Baustoffen über moderne Licht- und Akustiklösungen bis zu Präventionskonzepten für Akut- und Home Care-Anwendungen. Green Hospital ist ganz einfach der beste Ort um gesund zu werden und zu bleiben. Übrigens nicht nur in der Klinik. Im Fokus stehen immer mehr flexible Raum- und Behandlungskonzepte für das Gesundbleiben zu Hause und unterwegs. Das macht unsere Initiative einzigartig und erfolgreich« (http:// green-hospital.com/initiative-verteiler/, Zugriff am 17.04.2015).

Die Asklepios Green-Hospital®-Initiative fußt auf den Säulen »Green Building«, »Green Health & Care«, »Green Patient« sowie »Green Healthcare IT« und geht damit weit über ein reines Umweltmanagement hinaus.

»Green Buildung«

Krankenhäuser gehören zu den Betrieben, die am meisten Ressourcen verbrauchen und Abfall produzieren. Asklepios möchte daher einen Beitrag dazu leisten, dass im Krankenhausbereich natürliche Ressourcen effizienter genutzt werden. Hierzu werden u. a. nachfolgende Maßnahmen ergriffen:

- *Baukonstruktion:* Einsatz von nachhaltigen Baustoffen und Baukonstruktionen mit guter Öko-Bilanz in Herstellung und Gebrauch
- *Energiemanagement:* Möglichst effiziente Nutzung von Primärenergie, Einbindung von erneuerbaren Energien und Energierückgewinnungsanlagen, Brennstoffzellentechnologie
- *Medien:* Wärmerückgewinnung aus Luft und Abwasser unter Beachtung hygienischer Vorschriften
- *Licht und Beleuchtung:* Energieeffiziente Beleuchtung bei gleichzeitig hoher Beleuchtungsqualität durch Einsatz moderner Lichttechnik
- *Wasser:* Sparsame Trinkwassernutzung bei WC-Armaturen, Techniken zur Vermeidung von Verkeimung im Frischwasser und Techniken zur Vermeidung von ungewollten Wasserverlusten
- *Architektur und Design:* Ressourcenschonende Planung sowie Architektur und Gestaltung zur Unterstützung des Wohlbefindens der Patienten und Mitarbeiter
- *Abfallmanagement:* Neue Konzepte zur effizienten Wiederverwertung von Krankenhausabfällen unter Beachtung hygienischer und ethischer Maßgaben
- *Gebäudemanagement:* Smart-Home-Konzeptionen für klinische und häusliche Anwendungsfelder
- *Raumklima:* Sensoren für Feuchtigkeit und CO_2-Gehalt für effiziente Heizsysteme

»Green Health & Care«

Asklepios möchte den »ökologischen Fußabdruck« seiner Kliniken so weit wie möglich verkleinern. Gleichzeitig wollen sie die Gesundheit schützen, bewahren und fördern. Umgesetzt wird dies anhand folgender Aktivitäten:

- *Medizinische Vorsorge:* Entwicklung von Verfahren zur Früherkennung von Erkrankungen und Infektionen
- *Hygiene:* Einsatz von hygienisch vorteilhaften Verfahren, Materialien und Konstruktionen
- *Luft:* Senkung der CO_2-Emissionen durch energiesparende Dämmung und Optimierung der Luftfeuchte

- *Wasser:* Vermeidung von unnötigem Wasserverlust durch Verwendung nachhaltig dichter Rohrsysteme sowie optimierte Rohrquerschnitte und -verbindungen zur Vermeidung eines Befalls des Trinkwassers mit Keimen
- *Licht und Beleuchtung:* Einsatz innovativer Beleuchtungstechnik zur Tageslichtsimulation und Vermeidung von gesundheitsbedrohenden Delirzuständen
- *Akustik, Lärm, Stress:* Konzepte zur Schalldämmung unter Beachtung der Vorschriften zur Hygiene sowie des Brand- und Arbeitsschutzes
- *Patientensicherheit:* Einsatz neuer Techniken zur Überwachung der Vitalfunktionen von Patienten

»Green Patient«

Angenehmes Licht, freundliche Farben, beruhigende Akustik, gesundes Essen – die Klinik der Zukunft soll nach den Vorstellungen von Asklepios Patienten und Mitarbeitern eine gute Atmosphäre bieten. Gemeinsam mit Experten, Ärzten und Pflegekräften setzt sich Asklepios daher mit nachfolgenden Fragen auseinander:

- Wie wird das Patientenzimmer der Zukunft aussehen?
- Wie viel »Natur« kann es in einer Klinik geben?
- Wie viel Privatsphäre lässt das Patientenzimmer der Zukunft zu?
- Was kann man tun, damit sich Menschen in einer Klinik wohlfühlen, Ängste verlieren und einen positiven Genesungsprozess erleben?
- Wie kann ein Krankenhaus zukünftig die Patienten auch zu Hause unterstützen und beraten? Welche Modelle und Services sind hierfür notwendig?

»Green Healthcare IT«

Der künftige Patient will aktiv in den Gesundheitsprozess eingebunden sein. Dies beginnt bereits bei dem sensiblen Umgang mit seinen Gesundheitsdaten und bei der Verfügbarkeit seiner gespeicherten Daten, die er über mobile Endgeräte sammelt. Asklepios legt den Fokus im Bereich Green Healthcare IT auf die telemedizinische Versorgung.

5 Corporate Responsibility im Personalmanagement

Typische Herausforderungen, vor denen Krankenhäuser derzeit und künftig im Personalmanagement stehen, sind:

- Personalgewinnung und -bindung, insbesondere in den Mangelbereichen Ärztlicher Dienst und Pflegedienst
- Teilweise unzureichend ausgeprägte Führungskompetenz von Mitarbeitern in leitender Stellung
- Unzufriedenheit mit den Arbeitsbedingungen, vor allem durch zunehmende Arbeitsverdichtung und eine Störung der Work-Life-Balance
- Kaum aufeinander abgestimmte personalpolitische Instrumente

Eine soziale, auf Nachhaltigkeit ausgerichtete Personalpolitik leistet einen wertvollen Beitrag, den genannten Herausforderungen zielgerichteter begegnen zu können. Nachfolgend werden ausgewählte Bereiche näher beleuchtet, die geeignet sind, den Gedanken einer CR im Personalmanagement zu verankern.

5.1 Arbeitszeitmanagement

Wichtiger Bestandteil einer sozial ausgerichteten Personalpolitik ist eine flexible Gestaltung der Arbeitsverhältnisse. Bedarfsgerechte Teilzeitmodelle ermöglichen es, die Balance zwischen den individuellen Möglichkeiten des Mitarbeiters und den Interessen eines Krankenhauses zu schaffen. Auch bei der Dienstplangestaltung sollte eine möglichst hohe Flexibilität angestrebt werden, z. B. wenn es um den Beginn und das Ende der Arbeitszeit sowie die Pausenzeiten geht. Davon profitieren insbesondere Eltern, die von den Öffnungszeiten etwa von Kindergärten oder Schulen abhängig sind. Gerade für sie sind Teilzeitmodelle wie z. B. der Zwischendienst im Stationsbetrieb attraktiv. In der Dienstplanung und Urlaubsregelung sollten die Belange von Eltern, aber auch besondere familiäre Situationen wie die Pflege von Angehörigen Berücksichtigung finden. Folgende Maßnahmen (► Abb. 5.1) können Kliniken ergreifen, um ihrer sozialen Verantwortung bei der Gestaltung der Arbeitszeit nachzukommen:

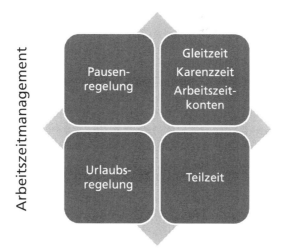

Abb. 5.1: Maßnahmen der sozialen Verantwortung im Arbeitszeitmanagement

Pausenregelung

Eine möglichst flexible Pausenregelung erleichtert es den Mitarbeitern, sowohl unvorhersehbare Termine oder Verpflichtungen als auch regel-

67

mäßige Aufgaben im privaten Bereich besser zu bewältigen. Wichtig ist, dass die Pausen innerhalb des Arbeitsbereichs abgestimmt werden und die im Zeitraum anfallenden Tätigkeiten nicht darunter leiden. Insbesondere in medizinischen und pflegerischen Abteilungen müssen die Mitarbeiter jedoch sehr sorgsam mit der gegebenen Freiheit umgehen, damit die Qualität der Versorgung nicht sinkt. In den nicht-medizinischen Abteilungen stellen Pausenregelungen normalerweise in Kliniken kein Problem dar. Zu beachten ist ferner, dass der Betriebsrat ein Mitbestimmungsrecht bezüglich der Dauer und Lage der Pausen hat (§ 87 Abs. 1 Nr. 2 BetrVG). Freie Pausenregelungen sind eine einfache und oftmals sehr wirksame Methode der Flexibilisierung von Arbeitszeit.

Urlaubsregelung

Krankenhäuser können im Gegensatz zu produzierenden Unternehmen nicht auf Vorrat produzieren, um z. B. Betriebsferien einlegen zu können. Eine ständige Betriebsbereitschaft ist erforderlich. Insbesondere in der Sommerzeit und in den Schulferien besteht oftmals das Problem, dass viele Mitarbeiter gleichzeitig Urlaub nehmen wollen. Eltern mit schulpflichtigen Kindern sind abhängig von Urlaub in den Schulferien, da sie nur in diesen Zeiten zusammen mit den Kindern in den Urlaub fahren können oder teils ihre Kinder betreuen müssen, weil etwa der Kindergarten geschlossen hat oder andere Aufsichtspersonen nicht zur Verfügung stehen. Mitarbeiter mit Partnern erwarten die Möglichkeit, dass sie zumindest teilweise gleichzeitig mit dem Partner Urlaub nehmen können. Eine durchgängige Bevorzugung insbesondere von Mitarbeitern mit Kindern kann das Betriebsklima nachhaltig stören, daher sollten Kliniken versuchen, in enger Abstimmung mit dem Betriebsrat (Mitbestimmungspflicht nach § 87 Abs. 1 Nr. 5 BetrVG) allgemeine, sozial angemessene Urlaubsgrundsätze aufzustellen. Unzureichende Urlaubsmöglichkeiten steigern die Gefahr von Erkrankung, Unkonzentriertheit und Übermüdung, sodass unter anderem auch die Patientensicherheit darunter leiden kann. Eine vorausschauende Urlaubsplanung trägt wesentlich dazu bei, dass die Mitarbeiter den Urlaub genießen können und so unter anderem Ausfällen präventiv vorgebeugt werden kann.

Gleitzeit, Karenzzeit und Arbeitszeitkonten

Gleitzeit ist eine wirkungsvolle Methode der Arbeitszeitflexibilisierung, die den Mitarbeitern eine passgenauere Gestaltung der Arbeitszeit ermöglicht. Um die Anwesenheit zu bestimmten Zeiten sicherzustellen, können Krankenhäuser eine Kernarbeitszeit definieren, darunter versteht man die Zeit, in der alle Beschäftigten anwesend sein müssen. Innerhalb der Rahmenzeit (gesamte Zeitspanne vom frühestmöglichen Arbeitsbeginn bis zum letztmöglichen Arbeitsende) können die Mitarbeiter ihre Arbeitszeit frei gestalten. Um die Gleitzeitregelung möglichst effektiv nutzbar machen zu können, sollte die Rahmenzeit ein möglichst langes Zeitfenster umfassen. Die Funktionsfähigkeit sowie der Informationsfluss innerhalb der Abteilungen müssen bei einer Gleitzeitregelung ebenso wie eine angemessene Versorgung der Patienten bzw. Erledigung der Aufgaben einer Abteilung gewährleistet sein. Entsprechende Abstimmungen der Mitarbeiter mit den Vorgesetzten und untereinander sind daher notwendig. Die dienstlichen Belange müssen weiterhin Vorrang vor den individuellen Wünschen der Mitarbeiter haben. Zusätzlich können sogenannte Karenzzeiten eingerichtet werden, um den Pünktlichkeitsdruck von den Mitarbeitern zu nehmen. Die Karenzzeit ist keine Gleitzeit. Ein punktgenauer Arbeitsbeginn und -ende ist dann nicht erforderlich, sofern die Funktionsfähigkeit der Abteilung weiter gewährleistet ist. Im pflegerischen Bereich bedeutet dies etwa, dass eine lückenlose Versorgung der Patienten ebenso wie eine geordnete Dienstübergabe sichergestellt sein müssen. Gleitzeit und Karenzzeit werden im Regelfall mit der Führung eines Zeitkontos verbunden, auf dem Mitarbeiter eine bestimmte Anzahl von Plus- oder Minusstunden ansammeln können. Diese sind nach zu definierenden Kriterien auf- bzw. abzubauen, sodass der Gefahr zu hoher Salden vorgebeugt werden kann. Arbeitszeitkonten sind insbesondere auch dann gut geeignet, wenn es in einer Klinik zu saisonalen Schwankungen beim Arbeitsanfall kommt, da diese dann relativ unbürokratisch ausgeglichen werden können.

Teilzeit

In Teilzeit arbeiten Mitarbeiter, wenn sie regelmäßig weniger arbeiten als vollzeitbeschäftigte Arbeitnehmer. Mitarbeiter wollen teilweise weniger arbeiten, da sie entweder mehr Freizeit haben wollen oder zeitlich nur begrenzt zur Verfügung stehen (z. B. Kinderbetreuung, Weiterbildung). Aus gesundheitlichen Gründen nicht mehr voll belastbare Mitarbeiter können weiter im Krankenhaus tätig bleiben, indem ihre Arbeitszeit an ihre Möglichkeiten angepasst wird. Das Bundesministerium für Arbeit und Soziales zeigt insgesamt sieben Modelle auf, von denen die nachfolgenden sechs Modelle für Arbeitnehmer eine Chance für eine ausgewogenere Work-Life-Balance bieten (www.bmas.de/DE/Themen/Arbeits recht/Teilzeit-und-Arbeitszeitmodelle/Teilzeitmodelle/teilzeitmodelle. html):

- *Teilzeit classic:* Die tägliche Arbeitszeit wird stundenweise reduziert. Durch regelmäßige Verteilung der Arbeitsstunden ist Teilzeit classic die für Krankenhäuser am einfachsten umzusetzende Form von Teilzeit.
- *Teilzeit Classic Vario:* Die wöchentliche Arbeitszeit wird auf zwei bis fünf Tage verteilt. Dabei kann auch die tägliche, wöchentliche oder monatliche Stundenanzahl variieren. So ist Teilzeit mit Vollzeit kombinierbar. Im Krankenhaus ist dieses Modell bspw. im Nachtdienst in der Pflege denkbar, wenn Mitarbeiter etwa pro Monat fünf Nachtdienste ableisten.
- *Teilzeit Jobsharing:* Zwei Arbeitnehmer teilen sich eigenverantwortlich eine Stelle. Voraussetzung ist eine regelmäßige Abstimmung und stetiger Informationsaustausch. Beispiel im Krankenhaus ist die Teilung einer Oberarztstelle auf zwei Mitarbeiter, die nicht Vollzeit arbeiten können.
- *Teilzeit Invest:* Gearbeitet wird unverändert Vollzeit, bezahlt wird jedoch Teilzeit. Die Differenz wird als Zeit- oder Geldguthaben auf einem Langzeitkonto angespart. Möglich werden so z. B. mehrmonatige Urlaubsphasen langfristig sogar der vorgezogene Ruhestand. Das Gehalt wird dabei jeweils weitergezahlt.
- *Teilzeit Team:* Das Krankenhaus gibt nur vor, wie viele Mitarbeiter in bestimmten Zeitabschnitten anwesend sein müssen. Im Team wird

dann die jeweilige persönliche Arbeitszeit geplant und abgesprochen. Kurzfristige Änderungen sind jederzeit möglich. Für Arbeitnehmer stellt dies eine sehr flexible Form dar, Arbeitszeit bzw. Freizeit zu planen. Für Arbeitgeber ist Teilzeit Team ein Modell zur Optimierung der Auslastung. Kliniken können dieses Modell bspw. in der physikalischen Therapie anwenden.

- *Teilzeit Home:* Arbeitnehmer arbeiten in Teilzeit von zu Hause aus. Innerhalb gewisser Zeiten wird eine telefonische oder sonstige Erreichbarkeit mit dem Mitarbeiter vereinbart. Wegezeiten entfallen für den Mitarbeiter. Die Bindung an das Krankenhaus kann durch zusätzlich einzelne Arbeitstage in der Klinik gestärkt werden. Denkbar ist diese Form in den administrativen Bereichen eines Krankenhauses, also etwa im Schreibdienst. Zu beachten sind jedoch die datenschutzrechtlichen Bestimmungen beim Umgang mit Patientendaten.

5.2 Rückkehr in den Arbeitsalltag

Neben der Teilzeitbeschäftigung können Krankenhäuser den Wiedereinstieg nach dem Mutterschutz oder der Elternzeit durch verschiedene Maßnahmen erleichtern. Die Sana Kliniken AG legt bspw. schon während der familienbedingten Abwesenheit großen Wert darauf, dass durch einen persönlichen Ansprechpartner in der Klinik der Kontakt zum Unternehmen aufrechterhalten wird. Des Weiteren wird den Mitarbeitern die Option geboten, die Phase gezielt für Fort- und Weiterbildungsmaßnahmen zu nutzen. Darüber hinaus wird durch individuelle Lösungen dafür Sorge getragen, dass sich familiäres Engagement und berufliche Tätigkeit miteinander vereinbaren lassen. Müttern, die nicht in Elternzeit gehen, ist es möglich, Stillzeiten in Anspruch zu nehmen. Mitarbeitern aus den Bereichen Verwaltung und Technik wird es ermöglicht, durch Telearbeit von zu Hause zu arbeiten. Für Mütter in der Pflegeausbildung wird teilweise ein »Babyjahr« eingeführt, in dem die Ausbildung unterbrochen und anschließend weitergeführt werden kann (vgl. www.

sana.de/wir-ueber-uns/unser-unternehmen/familie-beruf.html, Zugriff am 17.04.2015).

5.3 Unterstützung bei Belastung

Zur Minderung der Stressbelastung der Mitarbeiter können Angebote zur Stressbewältigung und Gesundheitsförderung wie Rückenschule oder progressive Muskelentspannung angeboten werden. Befinden sich Mitarbeiter in für sie belastenden Situationen, kann ein gezieltes Coaching hilfreich sein. Den betroffenen Mitarbeitern können bei Wunsch Psychologen oder der Sozialdienstmitarbeiter unterstützend zur Seite stehen. Auch finanziell kann eine Klinik ihre Mitarbeiter unterstützen, indem sie unbürokratisch Zuschüsse oder zinsgünstige Kredite gewährt.

Bei Erkrankung eines Kindes oder eines Angehörigen können Krankenhäuser über die Regelung des § 45 SGB V (Erkrankung eines Kindes) hinaus die Möglichkeit bieten, unbezahlten Sonderurlaub für einige Tage zu nehmen. Wird regulärer Urlaub eingesetzt, besteht die Gefahr, dass die noch bleibenden Resturlaubstage nicht ausreichen, dass sich der Arbeitnehmer erholen kann. Die Gefahr von krankheitsbedingten Ausfällen oder fehlerhafter Arbeit steigt dadurch. Von Nachteil ist an der Maßnahme, dass der kurzfristige Ausfall von den anderen Mitarbeitern kompensiert werden muss und daher im Regelfall nur bei einem guten Betriebsklima funktionieren kann.

5.4 Kinderbetreuung

Die Möglichkeit, in einer akzeptablen Entfernung zum Arbeitsplatz und Wohnort eine Kinderbetreuung zu haben, ist für berufstätige Menschen von hohem Stellenwert. Krankenhäuser können ihre Mitarbeiter bei der Suche nach passenden Angeboten unterstützen oder finanzielle Zuschüsse gewähren, um die finanziellen Aufwendungen, die mit einer Kinderbetreuung verbunden sind, abzumildern. Größere Kliniken können zudem überlegen, inwieweit es sinnvoll ist, einen eigenen Betriebskindergarten mit flexiblen Betreuungszeiten zu eröffnen. Durch die Maßnahmen gelingt es einerseits besser, Eltern wieder in den beruflichen Alltag integrieren zu können, andererseits steigt damit die Attraktivität als Arbeitgeber.

Eine weitere Option stellt das »Eltern-Kind-Arbeitszimmer« dar. Für einen kurzfristigen Betreuungsbedarf steht den Mitarbeitern ein eigenes Arbeitszimmer zur Verfügung, das sowohl mit dem notwendigen Equipment für die Arbeit als auch mit einer Spielecke ausgestattet ist. Zudem sollten ein Bett zum Schlafen und eine Wickelmöglichkeit vorhanden sein. Für ältere Kinder kann ein Schreibtisch aufgestellt werden, damit diese Hausaufgaben erledigen können. Zu beachten ist, dass ein »Eltern-Kind-Arbeitszimmer« nur bei Verwaltungsmitarbeitern im Krankenhaus eingesetzt werden kann, in medizinisch-pflegerischen Bereichen ist dies nicht denkbar.

5.5 Aus- und Weiterbildung

Aus- und Weiterbildungsangebote stellen für Krankenhäuser einen zentralen Baustein im Personalmanagement dar. Befähigte und motivierte Mitarbeiter sind das Fundament einer qualitativ hochwertigen medizinischen Versorgung. Insbesondere größere Klinikverbünde bieten daher ihren Mitarbeitern ein umfangreiches Angebot an Maßnahmen, ein Beispiel hierfür ist die MediClin Akademie (vgl. www.mediclin.de/Themen/Akademie/Was-ist-die-MediClin-Akademie.aspx, Zugriff am 17.04.2015). MediClin gibt an, dass engagierte Mitarbeiter die Basis einer optimalen Patientenversorgung sind und deshalb durch die MediClin Akademie die Kompetenz und die Motivation der Mitarbeiter zielgerichtet gefördert werden soll. Es wird ein regelmäßig aktualisiertes und erweitertes Fort- und Weiterbildungsprogramm angeboten, die Themen reichen von fachspezifischen Angeboten bis hin zu Seminaren, die Schlüsselqualifikationen vermitteln. Inhalte und Methodik der Seminare werden mit einem standardisierten Fragebogen evaluiert. Zusätzlich sollten die Laufbahn der Mitarbeiter geplant werden und regelmäßige Gespräche über die Ziele, Stärken und Entwicklungspotenziale des Mitarbeiters geführt werden.

5.6 Familienservice

Unter Familienservice kann man allgemein Dienstleistungen eines Krankenhauses zusammenfassen, die es den Beschäftigten besser ermöglichen, Familie und Beruf zu vereinbaren.

Beispiele für Familienserviceleistungen

- *Vermittlung und Beratung:* Krankenhäuser schließen mit Unternehmen, die Dienstleistungen rund um das Thema Familie anbieten (z. B. Kinderbetreuung, Angehörigenbeistand, Haushaltspflege) Verträge ab und bieten den Mitarbeitern diese Leistungen entweder kostenlos oder zu vergünstigten Tarifen an.
- *Geburtshilfe:* Darunter ist eine einmalig ausgezahlte Beihilfe zur Geburt eines Kindes zu verstehen, die als Geld oder in Sachwerten gewährt wird.
- *Kinderbonus:* Krankenhäuser können ihren Beschäftigten mit Kindern einen Kinderbonus in Form eines erhöhten 13. Monatsgehalts oder eines Zuschlages auf den Monatslohn gewähren.
- *Haushaltsservice:* Dieser entlastet die Mitarbeitenden bei Tätigkeiten im Haushalt, um überlange oder zeitungünstige Arbeitsanforderungen abzufedern. Als Haushaltsservice kann bspw. ein Wasch- und Bügelservice, eine Reinigungs- und Gartenhilfe oder ein Einkaufservice angeboten werden. Die Leistungen können entweder durch betriebsinterne Mitarbeiter oder durch externe Dienstleister erbracht werden.

- *Essen in der Krankenhauskantine:* Krankenhäuser bieten den Eltern an, gemeinsam mit ihren Kindern in der Betriebskantine zu speisen. Dazu werden besondere Tische für die Familien (z. B. mit Kindersitz) reserviert sowie kindgerechte Essensangebote zubereitet.

- *Betreuungsservice:* Für die Unterstützung der Kinderbetreuung durch ein Krankenhaus gibt es mehrere Möglichkeiten: Die Klinik kann für die Kinder Belegplätze in bereits bestehenden Betreuungseinrichtungen reservieren, mittels eines Kinderbetreuungszuschusses die Eltern finanziell unterstützen oder eine betriebseigene Einrichtung schaffen. Eine Unterstützung kann auch bei Betreuungsengpässen (z. B. Ferien) erfolgen, etwa durch die Zusammenarbeit mit einem Familienservice oder dem Tagesmütterverband. Von immer größer werdender Bedeutung ist zudem die Unterstützung bei der Seniorenbetreuung. Ähnlich wie bei der Zusammenarbeit mit Kindergärten ist eine Kooperation mit Kurzzeitpflegeeinrichtungen oder Altenheimen denkbar.

- *Räumlichkeiten:* Hier bietet sich das bereits erwähnte Eltern-Kind-Arbeitszimmer an.

5.7   Audit berufundfamilie

Die Vereinbarkeit von Familie und Beruf ist für Krankenhäuser wegen des bereits vorhandenen Mangels an Fachkräften in Medizin und Pflege ein wichtiges Zukunftsthema. Familienfreundliche Strukturen können für Kliniken ein Aushängeschild und Markenzeichen werden, um im Wettbewerb um Personal zu bestehen. Gelebte Familienfreundlichkeit setzt konkrete Maßnahmen im Krankenhaus voraus. Beispiele sind das Angebot von flexiblen Arbeitszeiten bis hin zur Ermöglichung von familienbedingter Unterbrechung der Arbeitstätigkeit aufgrund der Kindererziehung oder Angehörigenpflege. Familienfreundlichkeit fördert das Betriebsklima und erhöht die Leistungsfähigkeit der Mitarbeiter.

Das Audit berufundfamilie (vgl. www.beruf-und-familie.de, Zugriff am 17.04.2015) unterstützt Krankenhäuser dabei, eine familienbewusste

Personalpolitik nachhaltig zu implementieren und umzusetzen. Durchgeführt wird es von berufundfamilie gGmbH, die auf eine Initiative der gemeinnützigen Hertie-Stiftung zurückgeht. Zunächst vereinbart die Geschäftsleitung gemeinsam mit einem berufundfamilie-Auditor basierend auf einem sogenannten »Strategieworkshop« die Ziele und Schwerpunkte der Auditierung. Im darauf folgenden »Auditierungsworkshop« mit Vertretern der unterschiedlichen Abteilungen und Hierarchieebenen werden die gegenwärtigen betrieblichen Rahmenbedingungen für eine Vereinbarkeit von Beruf und Familie ermittelt sowie die bereits vorhandenen Angebote gesammelt. Entlang von acht Handlungsfeldern (▶ **Abb. 5.**2) werden unternehmensspezifische Ziele festgelegt und weiterführende Maßnahmen entwickelt. In Fokus steht nicht die Menge an Maßnahmen, sondern vielmehr das Ziel, möglichst passgenaue Lösungen zu identifizieren und umzusetzen. Berücksichtigung finden sowohl die Bedürfnisse der Mitarbeiter als auch die Möglichkeiten des Krankenhauses. Ausgewogene Unternehmens- und Mitarbeiterinteressen führen dazu, dass von den ergriffenen Maßnahmen beide Seiten profitieren.

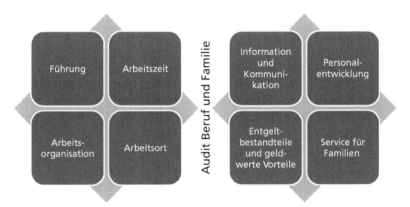

Abb. 5.2: Handlungsfelder des Audits berufundfamilie

Nachfolgend werden die acht Handlungsfelder kurz dargestellt und jeweils ein Beispiel für die Umsetzung im Krankenhaus gegeben.

Führung

Führungskräfte tragen wesentlich dazu bei, dass die Angebote zur Vereinbarkeit von Beruf und Familie im Arbeitsalltag umgesetzt werden können. Ihr familienbewusstes Verhalten ist das Abbild einer modernen Unternehmenskultur.

> Beispiel: Ein Krankenhaus ermöglicht seinen Abteilungsleitern eine Führung in Teilzeit. Hierzu wird eine vollzeitnahe Variante gewählt, z. B. eine 4-Tage-Woche. Die Führungskraft ist in Absprache an einem Tag in der Woche nicht anwesend. Wird eine solche Maßnahme auf oberen Hierarchieebenen durchgeführt, zeigt dies den Mitarbeitern, dass solcherlei Modelle im Krankenhaus tatsächlich auch gelebt werden.

Arbeitszeit

Flexible Arbeitszeiten vergrößern den unternehmerischen Gestaltungsspielraum. Beschäftigte können Umfang und Lage der Arbeitszeit besser mit den familiären Anforderungen vereinbaren.

> Beispiel: Ein Krankenhaus bietet den Mitarbeitern die Möglichkeit eines »Sabbaticals«. Hierunter ist ein Arbeitszeitmodell zu verstehen, bei dem Mitarbeiter für eine bestimmte Zeit zwar voll arbeiten, aber nur reduzierte Bezüge beziehen. Nach einer bestimmten Ansammlungszeit kann der Mitarbeiter dann für eine längere Zeit (z. B. ein Jahr) Sonderurlaub beanspruchen, erhält aber seine (reduzierten) Bezüge auch in dieser Zeit weiter.

Arbeitsorganisation

Eine familienbewusste Arbeitsorganisation erhöht die Einsatzmöglichkeiten und die Einsatzbereitschaft der Beschäftigten. Die Balance von Beruf und Familie wird durch eine flexible Gestaltung von Arbeitsaufträgen, durch multifunktionalen Personaleinsatz und Mitarbeiterbeteiligung erleichtert.

> Beispiel: Ein Krankenhaus führt in der physikalischen Therapie Teamarbeit ein. Es obliegt dem Team, zu entscheiden, wer zu welchen Zeiten anwesend ist, das Krankenhaus gibt lediglich vor, zu welcher Zeit wie viele Mitarbeiter mit welcher Qualifikation anwesend sein müssen.

Arbeitsort

Neue Informations- und Kommunikationstechnologien ermöglichen dem Unternehmen Zeit- und Kosteneinsparungen. Den Beschäftigten eröffnen sie flexiblere Arbeitsformen und damit die Chance, Familienbedürfnisse mit den beruflichen Anforderungen in Einklang zu bringen.

> Beispiel: Ein Krankenhaus ermöglicht es Mitarbeitern des medizinischen Schreibdienstes, von zu Hause aus Befunde und Briefe zu schreiben. Hierzu wird unter Beachtung der datenschutzrechtlichen Anforderungen beim Mitarbeiter zu Hause ein Telearbeitsplatz eingerichtet.

Information und Kommunikation

Die kontinuierliche Information über Möglichkeiten und Nutzen familienunterstützender Angebote verstärkt die Wirksamkeit der Maßnahmen im Unternehmen und sorgt nach außen nachhaltig für eine Imageverbesserung.

> Beispiel: In der hausinternen Krankenhausinformationszeitschrift wird eine Rubrik »Familie und Beruf« geschaffen, in der regelmäßig über die Angebote der Klinik berichtet wird und Ansprechpartner genannt werden, die bei Fragen oder Anträgen weiterhelfen können.

Personalentwicklung

Familiäre Veränderungen sind Bestandteile jedes Lebensweges. Die Berücksichtigung der familiären Situation bei Einstellung und weiterer Planung der Laufbahn hilft, qualifiziertes Personal zu gewinnen und zukunftssichernde Kompetenzen zu erhalten.

Beispiel: Es werden durch die Klinik spezielle Möglichkeiten der Weiterbildung für Mütter und Väter in Elternzeit geschaffen, etwa durch die finanzielle Unterstützung von Fernstudiengängen in Teilzeit.

Entgeltbestandteile und geldwerte Leistungen

Beschäftigte mit Familie können auf vielfältige Weise finanziell und sozial unterstützt werden. Individuelle Angebote tragen unmittelbar zu einer bedarfsgerechten Familienförderung bei.

Beispiel: Eine Klinik richtet einen Krisenfonds ein, aus dem Mitarbeiter in Notsituationen unbürokratisch finanzielle Zuschüsse erhalten können.

Service für Familien

Die Sicherstellung einer geeigneten Betreuung von Kindern und pflegebedürftigen Angehörigen ist unabdingbare Voraussetzung für eine familiengerechte Gestaltung der Arbeitsbedingungen.

Beispiel: Ein Krankenhaus eröffnet zusammen mit anderen regionalen Arbeitgebern einen Betriebskindergarten, dessen Öffnungszeiten sich an den Bedürfnissen der Mitarbeiter orientieren.

Ergebnis der Auditierung ist die Vereinbarung konkreter Ziele und Maßnahmen, sie ist in der Regel nach drei Monaten abgeschlossen. Um sicherzustellen, dass die Ziele einer familienbewussten Personalpolitik dauerhaft in der Unternehmenskultur verankert werden, muss eine regelmäßige Überprüfung erfolgen, alle drei Jahre erfolgt eine Re-Auditierung, bei der die vereinbarten Ziele auf Umsetzung überprüft und weiterführende Maßnahmen vereinbart werden.

Verschiedene vom Forschungszentrum Familienbewusste Personalpolitik (FFP) durchgeführte Studien zeigen positive Effekte der Maßnahmen. Genauere Informationen können unter www.beruf-und-familie.de/index. php?c=30 (Zugriff am 17.04.2015) abgerufen werden. So stieg bspw. die Zufriedenheit und Motivation in 85 % der Fälle sowie die Qualität der Arbeit in 70 % der Fälle an, wenn Unternehmen familienorientierte Maßnahmen implementierten. Zudem zeigte sich, dass Unternehmen mit einer familienbewussten Personalpolitik sich im Wettbewerb besser profilieren können, 90 % der befragten Arbeitgeber sahen deutliche Vorteile im Wettbewerb um qualifiziertes Fachpersonal. Aktiv betriebene familienbewusste Personalpolitik ist deshalb nicht mit einer »wohltätigen Sozialpolitik«, die lediglich Kosten verursacht, gleichzusetzen, vielmehr können sogar betriebswirtschaftliche Vorteile erzielt werden. Die Kosten für flexible Arbeitszeitkonzepte, Telearbeit oder die Vermittlung von Betreuungsangeboten sind geringer als die auf die Neubesetzung von Stellen, krankheitsbedingte Fehlzeiten oder Fluktuation zurückzuführenden Kosten.

Das Audit berufundfamilie ermöglicht es auch Kliniken, sich auf verschiedenen Ebenen Vorteile zu verschaffen. Den Mitarbeitern wird klar, welches Engagement das Krankenhaus für eine familienbewusste Unternehmenskultur ergreift. Die Bindung an das Krankenhaus und die Arbeitsmotivation steigen. Bei der Gewinnung von qualifiziertem Nachwuchs werden Vorteile generiert, weil der Einklang von professionellen Interessen und familiären Bedürfnissen immer stärker die Karriereplanung beeinflusst und dem nur durch entsprechend angepasste Personalkonzepte Rechnung getragen werden kann. Bei den weiteren Anspruchsgruppen kann ein Imagegewinn als verantwortlich handelndes Krankenhaus erzielt werden.

Um sich einen ersten Überblick über die Familienfreundlichkeit zu verschaffen, bietet es sich für Kliniken an, den fragebogengestützten berufundfamilie-index zu ermitteln. Der Index ergibt einen Punktwert zwischen 0 (»gar nicht familienbewusst«) und 100 (»sehr familienbewusst«). Er basiert auf 21 durch die Klinik zu beantwortenden Fragen, die auf drei wesentliche Aspekte eingehen. Erstens auf den Dialog zwischen

Unternehmensführung und den Mitarbeitern, zweitens auf die Leistung in Form betrieblicher familienbewusster Maßnahmen und drittens auf die familienbewusste Unternehmenskultur. Krankenhäusern ist es so möglich, sich selbstständig die Stärken und Entwicklungspotenziale der eigenen Personalpolitik in Bezug auf das Familienbewusstsein zu verdeutlichen. Der Fragebogen kann unter www.berufundfamilie-index.de/ (Zugriff am 17.04.2015) abgerufen werden.

5.8 Zusatzversorgung

Sofern ein Krankenhausaufenthalt für einen Mitarbeiter erforderlich wird, bietet HELIOS im Rahmen der kostenfreien Zusatzversicherung HELIOSplus seinen Mitarbeitern Privatpatienten-Komfort in einer HELIOS Akutklinik des Netzwerkes »Wir für Gesundheit« an. Die Leistung beinhaltet die Unterbringung im Zweitbettzimmer im Wahlleistungsbereich sowie die Behandlung durch einen frei wählbaren Arzt. Im Rahmen der unternehmenseigenen Zusatzversorgungskasse wird den Mitarbeitern zusätzlich die Möglichkeit der betrieblichen Altersversorgung geboten. Die eingezahlten Beiträge fließen in vollem Umfang in Rückdeckungsversicherungen. Teure Provisionen für Makler- und Abschlussgebühren entfallen. Bis auf einen geringfügigen Verwaltungskostenanteil kommen die Beiträge vollständig der Altersvorsorge der Mitarbeiter zugute (vgl. www.helioskliniken.de/jobs/helios-als-arbeitgeber.html, Zugriff am 17.04.2015).

5.9 Verankerung in der Unternehmenskultur

Ein Krankenhaus, das sich eine familien- und mitarbeiterorientierte Unternehmenskultur auf die Fahnen schreibt, sollte diese Kultur auch im täglichen Tun zeigen. Eine Kultur, die erwerbstätigkeitsfreie Phasen nicht als Nachteil im Lebenslauf ansieht, sondern als Möglichkeit der Entwicklung von sozialer Kompetenz, zeigt, dass die wechselnde Priorisierung von Arbeit und Familie im Krankenhaus akzeptiert wird und keine Nachteile zu befürchten sind.

Mitarbeitergespräche stellen eine geeignete Möglichkeit dar, individuelle Lösungen bezüglich der Arbeitswünsche einzelner Beschäftigter abzustimmen. Pauschale Ansätze werden den speziellen Bedürfnissen der Mitarbeiter oftmals nur unzureichend gerecht. Zudem bringt das Krankenhaus mit persönlichen Gesprächen auch eine besondere Wertschätzung zum Ausdruck.

Gesundheitsgespräche sind eine Methode, um der Verantwortung gegenüber den Mitarbeitern besser gerecht werden zu können. Bei häufigerer Krankheit werden sogenannte Krankenrückkehrgespräche geführt (vgl. Schmola 2014, S. 548 ff.). Mit Gesundheitsgesprächen soll eine Reduzierung krankheitsbedingter Fehlzeiten erreicht werden. Dies ist jedoch nur möglich, wenn die Gespräche richtig geführt werden, also nicht zum Ziel haben, herauszufinden, welche Art der Erkrankung beim Mitarbeiter vorliegt, sondern das Aufdecken und Vermeiden der krankheitsauslösenden Ursachen in den Mittelpunkt rücken. Gesundheitsgespräche lassen sich in Rückkehrgespräche (Begrüßungsgespräche) und Fehlzeitengespräche differenzieren. Rückkehrgespräche sollten mit allen Mitarbeitern geführt werden, die an den Arbeitsplatz zurückkehren, unabhängig vom Grund ihrer Abwesenheit. Mit den Rückkehrgesprächen kann den Mitarbeitern die Wiederaufnahme der Arbeit erleichtert werden, indem sie gezielt über Vorkommnisse während ihrer Abwesenheit informiert werden. Ferner ist es ein Zeichen der Wertschätzung. Liegt eine krankheitsbedingte Ursache der Abwesenheit zugrunde, sollte zusätzlich eine Klärung erfolgen, ob ein ursächlicher Zusammenhang zwischen dem Arbeitsplatz und der Krankheit vorliegt. Bestehen berechtigte Zweifel an einer Arbeitsunfähigkeit, sind Fehlzeitengespräche zu führen. Verantwortlich handelnde Krankenhäuser sind auch dem Schutz der restlichen Mitarbeiter verpflichtet, da diese das möglicherweise ungerechtfertigte Fehlen eines Kollegen kompensieren müssen. Zweifel an einer Arbeitsunfähigkeit (AU) bestehen beispielsweise in folgenden Fällen:

- Deutlich überdurchschnittliche AU des Mitarbeiters
- Beginn der AU liegt am Anfang oder Ende einer Woche bzw. einer Schicht
- AU-Bescheinigung wird durch einen Arzt ausgestellt, der durch die Häufigkeit der von ihm ausgestellten Bescheinigungen auffällig ist
- AU-Folgebescheinigung wird durch einen anderen Arzt ausgestellt, als die vorhergehende Arbeitsunfähigkeitsbescheinigung
- Erkrankungen nach innerbetrieblichen Differenzen
- Vorherige Ankündigung von Erkrankung

In Fehlzeitengesprächen geht es darum, herauszufinden, ob der Auslöser der Fehlzeit im betrieblichen Umfeld liegt, ein Problembewusstsein des Mitarbeiters für die Fehlzeiten zu schaffen und gemeinsam nach Lösungen für die Problematik zu suchen. Getroffene Vereinbarungen sollten schriftlich dokumentiert werden, zudem sollte in einem Folgetermin die Wirksamkeit der vereinbarten Maßnahmen geprüft werden. Dem Mitarbeiter sollte angeboten werden, dass bei den Gesprächen ein Betriebsratsmitglied auf Wunsch anwesend sein kann. Wichtige Grundlagen eines Fehlzeitengesprächs sind (vgl. Prümper und Hamann 2012, S. 36):

1. *Gemeinschaftlichkeit:* Gegenstand ist eine gemeinsame Analyse, inwieweit die Abwesenheit auch im Zusammenhang mit der Arbeitssituation steht.
2. *Perspektivenreichtum:* Es sind alle Möglichkeiten weitergehender Unterstützung (z. B. Möglichkeit des Betrieblichen Eingliederungsmanagements) dem Mitarbeiter aufzuzeigen.
3. *Sachlichkeit:* Auffälligkeiten (z. B. zeitliche Lage der Arbeitsunfähigkeiten) werden sachlich und nicht emotional erörtert.
4. *Lösungsorientiert:* Wenn sich Abhilfe schaffen lässt, dann werden gemeinsam Maßnahmen zur Problemlösung entwickelt.
5. *Verbindlichkeit:* Vereinbarungen werden schriftlich fixiert und an den Mitarbeiter ausgehändigt. Die Umsetzung wird in einem Folgegespräch überprüft.

Führt das erste Fehlzeitengespräch nicht zu dem gewünschten Erfolg, schließt sich im Regelfall ein weiteres Fehlzeitengespräch an mit dem Ziel, dem Mitarbeiter klar zu machen, dass weitere Fehlzeiten nicht ohne Konsequenzen hingenommen werden. Nichtsdestotrotz wird auch in diesem Gespräch nochmals der Versuch unternommen, nach Möglichkeiten zur Verbesserung der Situation gemeinsam mit dem Mitarbeiter zu suchen. Sollte sich das Fehlzeitenverhalten dennoch weiterhin nicht verbessern oder nachweislich mit Krankmeldungen Missbrauch betrieben werden, ist es jedoch auch für Krankenhäuser mit einer sozialen und verantwortlichen Unternehmensphilosophie unumgänglich, arbeitsrechtliche Schritte einzuleiten.

Feste Ansprechpartner für Fragen rund um die Work-Life-Balance sind in größeren Kliniken sinnvoll, damit Mitarbeiter ohne Umwege kompetente Auskunft zu ihren Anliegen bekommen. Feste Sprechzeiten oder Gesprächsrunden in größerem Kreis sind wirksame Instrumente, vor allem auch um Maßnahmen identifizieren zu können, die für eine größere Anzahl von Mitarbeitern von Interesse sind.

Kontaktmöglichkeiten während einer Absolvenz erleichtern den Wiedereinstieg nach einer Abwesenheit. Optionen zur Umsetzung sind persönliche Gespräche oder Newsletter, die über betriebliche Neuigkeiten informieren.

Das *Schwarze Brett* ist eine kostengünstige und leicht umsetzbare Möglichkeit, Mitarbeitern spezielle Informationen zu Themen zugänglich zu machen. Wichtig ist, dass die Aushänge auf dem Brett aktuell gehalten werden, da ansonsten die Gefahr groß ist, dass die Mitarbeiter neue Aushänge nicht mehr wahrnehmen.

Auf einem *Betriebsfest* können sowohl Lebenspartner als auch Kinder der Beschäftigten eingeladen werden. Dadurch kann im informellen Rahmen ein besseres Kennenlernen der Kollegen untereinander erreicht werden. Zudem zeigt sich die Offenheit der Klinik gegenüber Familien. Damit das Fest für die Kinder interessant wird, sollte an ein entsprechendes Kinderprogramm (z. B. Hüpfburg) gedacht werden. Eine Führung durch das Krankenhaus für interessierte Familienangehörige ist ebenso zu empfehlen.

5.10 Beschäftigung von Menschen mit Behinderung

Die Beschäftigung schwerbehinderter Menschen ist ein weiteres Handlungsfeld sozialer Verantwortung von Krankenhäusern. Kliniken verfügen über mehrere Bereiche, in denen Menschen mit Behinderung beschäftigt werden können, z. B. die Küche, Reinigung oder Kantine. Anstelle der Entrichtung der Ausgleichsabgabe tritt das Ziel, Teilhabechancen zu realisieren, indem Menschen mit Behinderung beschäftigt werden. Häufig erhalten Kliniken für die Beschäftigung von Menschen mit Behinderung Fördermittel, sodass sich das Engagement auch betriebswirtschaftlich darstellen lässt.

Der bewusste Umgang mit Menschen mit Behinderung ist für die Schaffung einer inklusiven Krankenhauskultur von grundlegender Bedeutung. Die aktive Wertschätzung von ansonsten oft mit Vorurteilen behafteten Mitarbeitergruppen kann daher die Wettbewerbsfähigkeit eines Krankenhauses oftmals erhöhen. Nach außen kann die soziale Verantwortung einer Klinik sichtbar gemacht werden, zudem können neue Kundengruppen erschlossen werden.

Beispiel: Ein Krankenhaus beschäftigt Mitarbeiter, die gehörlos sind. Dadurch ist die Klinik besonders geeignet für Patienten, die gehörlos sind. Sie können ohne Dolmetscher mit dem Mitarbeiter über die Gebärdensprache kommunizieren.

5.11 Ausbildung

Ausbildung im Krankenhaus ist auch ein gesellschaftlicher Auftrag. Jungen Menschen kann so eine Perspektive geboten werden, zudem wird ein wertvoller Beitrag zur Sicherung einer angemessenen gesundheitlichen Versorgung der Bevölkerung geleistet. Ohne ausreichend Nachwuchs besteht die Gefahr einer Mangelversorgung infolge fehlender Fachkräfte. Die betriebliche Ausbildung ist aber nicht nur ein Aspekt der gesellschaftlichen Verantwortung, sondern ebenso eine betriebliche Voraussetzung für die Bereitstellung von qualifizierten Fachkräften (z. B. Pflegekräften), ohne die die Wettbewerbsfähigkeit nur schwer sichergestellt werden kann. Kliniken bilden teils deutlich über dem eigenen Bedarf aus, weil sie der Gesellschaft ausreichend qualifizierte Fachkräfte zur Verfügung stellen wollen. Größeren Krankenhäusern und Klinikketten fällt dies leichter, da mit einer Ausbildung immer auch finanzielle Belastungen verbunden sind. Gemessen werden kann der Umfang der Ausbildungstätigkeit mit der sogenannten »Ausbildungsquote«. Hierunter ist die Anzahl der sich in Ausbildung befindenden Beschäftigten im Verhältnis zur Gesamtzahl aller Beschäftigten zu verstehen. Durch eine Selbstverpflichtungserklärung zur Ausbildungsquote kann ein Krankenhaus nach außen hin seinen Umfang an Ausbildung aufzeigen. Sozial und nachhaltig denkende Kliniken setzen die Quote dabei stets höher an, als diese nötig wäre, um den eigenen Bedarf zu decken.

5.12 Great Place to Work®

An der Aktion Great Place to Work® und dem damit verbundenen Wettbewerb »Beste Arbeitgeber« können auch Krankenhäuser teilnehmen. Die Besten des Teilnehmerfeldes erhalten die Auszeichnung »Beste Arbeitgeber Gesundheit & Soziales«, für Kliniken gibt es ein spezielles Ranking. Nichtplatzierte Unternehmen bleiben anonym und müssen so keine negativen Auswirkungen fürchten. Bewertungsgrundlagen sind eine Mitarbeiterbefragung sowie eine Analyse der klinikindividuellen Maßnahmen der Personal- und Führungsarbeit. Untersucht werden Faktoren wie Vertrauen, Identifikation und Teamgeist am Arbeitsplatz und die Qualität der Maßnahmen in Bereichen wie Mitarbeiterführung, berufliche Entwicklung, Gesundheitsförderung oder Work-Life-Balance. Der Fragebogen umfasst mehr als 60 Einzelfragen. Die Mitarbeiterurteile fließen zu zwei Dritteln in die Bewertung ein, hinzu kommt das mit einem Drittel bewertete Ergebnis der Auditierung der Personalarbeit. Genauere Informationen können unter www.greatplacetowork.de abgerufen werden.

5.13 Umgang mit dem Betriebsrat

Die Zusammenarbeit zwischen der Vertretung der Mitarbeiter und der Krankenhausleitung sollte vertrauensvoll sein. Dies fordert nicht nur § 2 Abs. 1 BetrVG hinsichtlich der Zusammenarbeit mit einem Betriebsrat, sondern dies ist zugleich eine wesentliche Voraussetzung dafür, dass die Unternehmensleitung und die Mitarbeitervertretung trotz teils gegensätzlicher Interessen im Sinne des Krankenhauses zusammenarbeiten können. Strittige Fragen müssen mit dem ernsten Willen zur Einigung besprochen werden, eine Mitarbeitervertretung wird von einem Krankenhaus, welches sich CR-Grundsätzen verschrieben hat, nicht als »lästiges Übel«, sondern vielmehr als Chance für die Findung von Lösungen, die Mitarbeiter motivieren, verstanden. Die Mitarbeitervertretung sollte stets rechtzeitig und umfassend über Maßnahmen informiert werden, die die Mitarbeiterschaft betreffen. Ein fairer Umgang zeichnet sich auch dadurch aus, dass Informationen durch den Arbeitgeber aktiv gegeben werden und nicht nur auf Aufforderung.

Im Geltungsbereich des Betriebsverfassungsgesetzes hat das Krankenhaus bei den Mitwirkungsrechten die Pflicht, sich mit dem Betriebsrat zu beraten, bevor bestimmte Maßnahmen durchgeführt werden, sodass der BR eigene Vorschläge einbringen und Bedenken äußern kann. Bei den Mitbestimmungsrechten ist vorgesehen, dass eine Maßnahme ohne Einigung mit dem Betriebsrat nicht erfolgen kann. Sollte ein Krankenhaus die Maßnahme dennoch durchführen, hat der Betriebsrat ein Unterlassungsrecht. Dieses kann auch gerichtlich einklagt werden.

Keinesfalls vereinbar mit einer nachhaltigen, sozialen Krankenhausführung ist der bewusste Versuch, die Gründung einer Mitarbeitervertretung zu verhindern. Zahlreiche Maßnahmen werden teilweise unternommen, um die Gründung einer Mitarbeitervertretung zu vermeiden:

- *Mitarbeiterversammlungen:* Auf der Versammlung wird gegen die Betriebsratsgründer und die Idee des Betriebsrats Stimmung gemacht. Oftmals werden vorab instruierte Mitarbeiter, die gegen die Gründung sind, eingesetzt, um die Interessen der Geschäftsleitung zu vertreten.
- *Einzelgespräche:* Denkbar ist sowohl die Androhung von Konsequenzen als auch das Anbieten von Vergünstigungen.
- *Kündigungen:* Mitarbeiter, die den Betriebsrat gründen wollen oder eine Gründung befürworten, werden oftmals ohne ersichtlichen Grund gekündigt. Primär geht es um Zeitgewinn und eine Zermürbung der Beschäftigten. Teils werden aber auch mit Detektiven gezielt Gründe für fristlose Kündigungen gesammelt oder gar konstruiert.
- *Versetzung:* Betriebsratsinitiatoren werden, sofern dies arbeitsrechtlich zulässig ist, in eine andere Einrichtung versetzt. Dadurch können sich die Arbeitsbedingungen derart verschlechtern, dass der Mitarbeiter von selbst kündigt.

6 Arbeitsschutzmanagement und Gesundheitsförderung

6.1 Arbeitsschutz

Die Aufgaben des Arbeitsschutzes umschreibt die Berufsgenossenschaft für Gesundheitsdienst und Wohlfahrtspflege wie folgt:

> »Arbeitsschutz zielt auf Bewahrung von Leben und Gesundheit in Verbindung mit der Berufsarbeit. Er umfasst die Abwehr von Unfallgefahren und arbeitsbedingten Gesundheitsgefahren (Situation oder Zustand, von dem ein unvertretbares Gesundheitsrisiko ausgeht) zum Schutz vor arbeitsbedingten Verletzungen (Arbeitsunfällen) und arbeitsbedingten Erkrankungen (Berufskrankheiten und andere arbeitsbedingte Erkrankungen). Er fördert zudem die menschengerechte Gestaltung und ständige Verbesserung der Arbeit, sodass diese insgesamt den körperlichen und geistigen Leistungsvoraussetzungen des Mitarbeiters entspricht« (Berufsgenossenschaft für Gesundheitsdienst und Pflege 2010, S. 48).

Betriebliches Arbeitsschutzmanagement ist eine Aufgabe der Krankenhausleitung. Unter Arbeitsschutzmanagement versteht man die aufeinander abgestimmten Aktivitäten, Maßnahmen und Methoden zur Organisation des Arbeitsschutzes in einer Klinik. Hierzu zählen alle organisatorischen Maßnahmen, die der Vorbereitung, Planung, Durchführung, Überwachung und Kontrolle des Arbeitsschutzes dienen. Zudem fallen auch der dabei angewandte Führungsstil, die Führungsprinzipien und das Führungsklima unter diesen Bereich. Ziel ist die Einführung, Aufrechterhaltung und ständige Verbesserung betrieblicher Prozesse in puncto Sicherheit und Gesundheit. Sicherheit am Arbeitsplatz ist ein bedeutendes Wesensmerkmal eines CR-Systems im Krankenhaus. Die Förderung der Sicherheit und Gesundheit der Mitarbeiter über die rechtlichen Mindestbestimmungen hinaus wird in einem CR-System nicht nur als reine Fürsorgepflicht verstanden, sondern ist fester Bestandteil der Unternehmensphilosophie.

Ziele des betrieblichen Arbeitsschutzes sind unter anderem:

- Senkung der Unfallzahlen durch Systematisierung aller Tätigkeiten mit Bezug zum Arbeitsschutz
- Erhöhung der Rechtssicherheit durch Einhaltung aller relevanten rechtlichen Vorschriften
- Stärkere Identifikation und Motivation der Mitarbeiter durch Einbindung in die Prozesse, die für den Arbeitsschutz von Bedeutung sind
- Sensibilisierung der Mitarbeiter für Sicherheitsthemen
- Nachweis des Einsatzes für Sicherheit am Arbeitsplatz gegenüber verschiedenen Anspruchsgruppen wie Kostenträgern oder Öffentlichkeit

Nachfolgende Fragen sind dazu geeignet, schnell und unkompliziert zu prüfen, ob der betriebliche Arbeitsschutz einer Klinik bereits einen angemessenen Standard einhält (vgl. Berufsgenossenschaft für Gesundheitsdienst und Wohlfahrtspflege 2010, S. 14):

- Verfügt das Krankenhaus über eine Fachkraft für Arbeitssicherheit und wurde ein Betriebsarzt schriftlich bestellt? Sind deren Aufgaben konkret beschrieben?
- Ist die erforderliche Anzahl an Sicherheitsbeauftragten benannt (notwendig ab 20 Mitarbeitern)?
- Werden Sicherheit und Gesundheitsschutz der Mitarbeiter bereits bei der Planung von Arbeitsabläufen und -verfahren berücksichtigt?
- Werden die erforderlichen arbeitsmedizinischen Vorsorgeuntersuchungen (ggf. auch Schutzimpfungen) regelmäßig durchgeführt und dokumentiert?
- Besteht für alle Arbeitsbereiche eine aktuelle Gefährdungsbeurteilung und werden daraus geeignete Schutzmaßnahmen abgeleitet und dann auch umgesetzt?
- Stehen den Mitarbeitern die erforderlichen Betriebsanweisungen (z. B. beim Einsatz von Gefahrstoffen und Biostoffen) zur Verfügung?

- Entsprechen Arbeitsumgebung und Infrastruktur den Standards zur Vermeidung von Gefahren für Sicherheit und Gesundheit der Mitarbeiter?
- Werden Arbeitsmittel regelmäßig auf ihren sicheren Zustand geprüft und die Ergebnisse erfasst?
- Finden regelmäßig vor Aufnahme einer neuen Tätigkeit und danach Unterweisungen zu relevanten rechtlichen Bestimmungen, sicherem und gesundem Verhalten bei der Arbeit sowie zu einer sachgerechten Anwendung von Schutzausrüstungen und Arbeitsmitteln statt?
- Werden Maßnahmen für die Notfallvorsorge und Erste Hilfe organisiert und dokumentiert?

In Kliniken wird das Themenfeld des Arbeitsschutzes regelmäßig in das Qualitätsmanagementsystem integriert. Die arbeitsbedingten Belastungen sowie Beanspruchungen der Mitarbeiter sollten regelmäßig erhoben und bewertet werden, mit dem Ziel, nachhaltig Verbesserungen herbeiführen zu können. Analysen sollten nicht vom »grünen Tisch« aus erfolgen, vielmehr sollten die Mitarbeiter regelmäßig in ihrem gewohnten Arbeitsumfeld besucht werden. Dort können individuelle Gefährdungsanalysen und physikalische (z. B. Tragen von schweren Gegenständen), chemische (z. B. Umgang mit Arzneimitteln), biologische (z. B. Kontaktmöglichkeit mit Krankheitserregern) und psychische (z. B. Umgang mit Patienten im terminalen Stadium) Belastungsfaktoren und Risikoquellen am besten identifiziert werden. Auf Basis der erhobenen Informationen sollten in einem nächsten Schritt geeignete Maßnahmen zur Minderung der Belastungen abgeleitet werden. Zentral ist, dass es nicht nur bei der Ableitung bleibt. Die Maßnahmen müssen sowohl umgesetzt als auch in ihrer Wirkung überprüft werden. Weitere typische Maßnahmen in einem Arbeitsschutzmanagementsystem sind regelmäßige Arbeitsschutzbegehungen sowie Arbeitssicherheitsausschusssitzungen. Diese dienen vor allem dazu, sich mit übergreifenden Themen oder solchen mit generell großer Bedeutung auseinanderzusetzen (z. B. Infektionsvermeidung).

Das Arbeitsschutzmanagementsystem eines Krankenhauses kann auch zertifiziert werden. Durch das Zertifikat kann die Qualität der eigenen Maßnahmen nach außen hin besser sichtbar gemacht werden. Für Krankenhäuser bietet sich bspw. eine Zertifizierung nach MAAS-BGW

(Managementanforderungen der Berufsgenossenschaft für Gesundheitsdienst und Wohlfahrtspflege zum Arbeitsschutz) an. Den MAAS-BGW liegt das Präventionsangebot qu.int.as (Qualitätsmanagement und integrierter Arbeitsschutz) zugrunde. Die MAAS-BGW haben eine systematische und kontinuierliche Förderung des Arbeitsschutzes und der Gesundheit der Mitarbeiter als Ziel. Arbeitsschutz wird als effektives Mittel verstanden, um gesundheitliche Risiken und Belastungen von Mitarbeitern frühzeitig zu erkennen und die Zahl von Unfällen und arbeitsbedingten Erkrankungen zu senken. Sowohl ökonomische Einsparungseffekte als auch eine Verminderung des Haftungsrisikos eines Krankenhauses können damit erreicht werden. Darüber hinaus verbessern sich die Arbeitsbedingungen für die Beschäftigten.

Im Mittelpunkt der MAAS-BGW stehen folgende Arbeitsschutzfestlegungen:

- Ermittlung und Umsetzung gesetzlicher, berufsgenossenschaftlicher und behördlicher Anforderungen
- Arbeitsmedizinische Vorsorgeuntersuchungen
- Beurteilung der Arbeitsbedingungen (Gefährdungsermittlung)
- Optimierung der Beschaffung im Sinne des Arbeitsschutzes
- Handhabung von Gefahrstoffen
- Prüfung und Wartung von Arbeitsmitteln
- Notfallmanagement

Die Zertifizierung des Unternehmens nach den MAAS-BGW ist gesetzlich nicht zwingend erforderlich. Sie erfolgt durch unabhängige Zertifizierungsstellen. Wichtig ist, dass eine Zertifizierung nach MAAS-BGW nur in Kombination mit einem Verfahren nach einem gültigen Qualitätsmanagementstandard wie DIN EN ISO 9001 erfolgen kann. Genauere Informationen zu dem System und zur Integration in die verschiedenen Qualitätsmanagementsysteme können abgerufen werden unter: www. bgw-online.de/DE/Arbeitssicherheit-Gesundheitsschutz/Qualitaetsmana gement/quintas-Umsetzung/MAAS-BGW/maas-bgw_node.html (Zugriff am 13.05.2014).

Alternativ ist für Kliniken eine Zertifizierung ihres Arbeitsschutzmanagementsystems nach OHSAS 18001 (Occupational Health and Safety

Assessment Series) möglich. OHSAS 18001 kann in ein existierendes Managementsystem basierend auf den Normen der DIN EN ISO 9001 und DIN EN ISO 14001 integriert werden. OHSAS 18001 definiert Mindestanforderungen an betriebliche Arbeitsschutzmanagementsysteme. Krankenhäuser bekommen damit eine Hilfestellung, um ihre Arbeitsschutzrisiken besser lenken und die arbeitsschutzbezogenen Leistungen kontinuierlich verbessern zu können.

Im Kapitel 4 der OHSAS 18001 werden die Anforderungen an ein Arbeitsschutzmanagementsystem benannt. Es handelt sich dabei unter anderem um folgende Punkte:

- *Arbeitsschutzpolitik* (z. B. Ziele des Krankenhauses, Ansatz der kontinuierlichen Verbesserung)
- *Planung* (z. B. Gefährdungsbeurteilung, rechtliche Anforderungen)
- *Umsetzung und Durchführung* (z. B. Aufbau- und Ablauforganisation, Schulung, Dokumentation, Notfallvorsorge)
- *Überprüfung* (z. B. Korrektur- und Vorbeugemaßnahmen, Aufzeichnungen, Audit)
- *Managementbewertung* (z. B. Bewertung, inwieweit das vorhandene Arbeitsschutzmanagementsystem geeignet ist, um die Arbeitsschutzpolitik und die daraus abgeleiteten Ziele zu erreichen)

OHSAS 18001 soll Ende 2016 durch die neue Norm ISO 45001 ersetzt werden. Mit der ISO 45001 wird das Ziel verfolgt, einen international anerkannten Standard für Arbeitsschutzmanagementsysteme zu entwickeln mit dem Ziel, Unternehmen bei ihrem Bestreben nach einer Reduktion der arbeitsbedingten Erkrankungen und Unfälle sowie einer Steigerung der Motivation der Mitarbeiter zu unterstützen.

6.2   Betriebliche Gesundheitsförderung

Gesundheit, Motivation und Qualität der Arbeit bedingen sich oftmals gegenseitig. Betriebliche Gesundheitsförderung bietet die Chance, die

Motivation und Leistungsfähigkeit der Mitarbeiter zu steigern und damit die Arbeitsqualität zu sichern oder zu erhöhen. Betriebliche Gesundheitsförderung ist eine Querschnittaufgabe, in die alle Mitarbeiter eingebunden werden sollten.

Betriebliche Gesundheitsförderung umfasst alle gemeinsamen Maßnahmen von Krankenhäusern und deren Beschäftigten zur Verbesserung von Gesundheit und Wohlbefinden am Arbeitsplatz. Ansatzpunkte sind die Verbesserung der Arbeitsorganisation und der Arbeitsbedingungen, Förderung einer aktiven Mitarbeiterbeteiligung sowie die Stärkung der persönlichen Kompetenzen. Für Krankenhäuser bietet sich eine Palette von Maßnahmen an, die im Rahmen einer verantwortungsvollen Unternehmensführung ergriffen werden können:

Aufklärung und Vorsorge

Mitarbeiter für Themen rund um die betriebliche Gesundheitsförderung zu sensibilisieren wird immer wichtiger.

> Beispiel: Die Mitarbeiter werden gezielt über Vorsorgeuntersuchungen gegen Darmkrebs informiert. Zusätzlich wird ein anonymes, kostenfreies Screening angeboten.

Bewegung

Wer viel sitzt (Verwaltungsmitarbeiter) oder schwer hebt (Pflegedienst) belastet seinen Rücken stark. Um Ausfalltage zu vermeiden, ist einerseits eine gesundheitsgerechte Arbeitsplatzgestaltung und andererseits ausreichend Bewegung eine geeignete Gegenmaßnahme.

> Beispiel: Spezielle Rückenschulungsprogramme für Pflegekräfte mit chronischen Rückenleiden werden durch die Klinik kostenfrei angeboten.

Sucht

Eine Sucht kann viele Ausprägungen haben. Deshalb fördern viele Krankenhäuser ihre Mitarbeiter bei der Bewältigung von Suchterkrankungen.

Beispiel: Ein Krankenhaus bietet Rauchern die kostenfreie Teilnahme an einem Raucherentwöhnungsprogramm an.

Stressbewältigung

Angst, Bluthochdruck, Kopfschmerzen sind oftmals Symptome von Stress. Stressbewältigungsprogramme können helfen, stressbedingte Fehltage zu reduzieren.

Beispiel: Yogakurse werden mit finanzieller Unterstützung durch die Klinik den Mitarbeitern angeboten.

Psychische Belastungen

Die seelische Gesundheit von Beschäftigten ist wichtiger als eine kurzfristige Optimierung von Gewinnen. Langfristige Ausfälle z. B. aufgrund von Burnout führen zu erheblichen finanziellen Belastungen der Klinik. Zudem sind Mitarbeiter unter psychischer Belastung weniger produktiv und arbeiten zumeist fehleranfälliger.

Beispiel: Ein Krankenhaus schult und coacht seine Führungskräfte rund um die Themen der eigenen psychischen Gesundheit und zum Umgang mit psychisch belasteten Mitarbeitern.

Umgang mit längeren oder häufigeren krankheitsbedingten Ausfällen

Sofern Mitarbeiter häufiger oder für eine längere Zeit aus Krankheitsgründen ausgefallen sind, sollte ein Krankenhaus gemeinsam mit dem

Mitarbeiter die Ursachen der Erkrankung ergründen und nach geeigneten Maßnahmen suchen, um ein erneutes Auftreten zu vermeiden.

> Beispiel: Bei einem Mitarbeiter der Verwaltung, der aufgrund eines Bandscheibenvorfalls für mehrere Monate ausgefallen ist, wird der Arbeitsplatz rückenfreundlicher gestaltet (höhenverstellbarer Tisch, Stehpult, ergonomischer Stuhl). Zudem wird es dem Mitarbeiter ermöglicht, regelmäßig kürzere Pausen einzulegen.

Beim Umgang mit längeren und wiederholten Arbeitsunfähigkeiten sind zudem die Anforderungen an ein betriebliches Eingliederungsmanagement gemäß § 84 Abs. 2 SGB IX zu beachten:

> »Sind Beschäftigte innerhalb eines Jahres länger als sechs Wochen ununterbrochen oder wiederholt arbeitsunfähig, klärt der Arbeitgeber mit der zuständigen Interessenvertretung im Sinne des § 93, bei schwerbehinderten Menschen außerdem mit der Schwerbehindertenvertretung, mit Zustimmung und Beteiligung der betroffenen Person die Möglichkeiten, wie die Arbeitsunfähigkeit möglichst überwunden werden und mit welchen Leistungen oder Hilfen erneuter Arbeitsunfähigkeit vorgebeugt und der Arbeitsplatz erhalten werden kann (betriebliches Eingliederungsmanagement). Soweit erforderlich wird der Werks- oder Betriebsarzt hinzugezogen. Die betroffene Person oder ihr gesetzlicher Vertreter ist zuvor auf die Ziele des betrieblichen Eingliederungsmanagements sowie auf Art und Umfang der hierfür erhobenen und verwendeten Daten hinzuweisen. Kommen Leistungen zur Teilhabe oder begleitende Hilfen im Arbeitsleben in Betracht, werden vom Arbeitgeber die örtlichen gemeinsamen Servicestellen oder bei schwerbehinderten Beschäftigten das Integrationsamt hinzugezogen. Diese wirken darauf hin, dass die erforderlichen Leistungen oder Hilfen unverzüglich beantragt und innerhalb der Frist des § 14 Abs. 2 Satz 2 erbracht werden. Die zuständige Interessenvertretung im Sinne des § 93, bei schwerbehinderten Menschen außerdem die Schwerbehindertenvertretung, können die Klärung verlangen. Sie wachen darüber, dass der Arbeitgeber die ihm nach dieser Vorschrift obliegenden Verpflichtungen erfüllt.«

Das betriebliche Eingliederungsmanagement ist ein Instrument, mit dessen Hilfe Krankenhäuser mit Zustimmung und Beteiligung des Mitarbeiters klären, wie die Arbeitsunfähigkeit überwunden und mit welchen Leistungen oder Hilfen eine erneute Arbeitsunfähigkeit vermieden werden kann. Ein betriebliches Wiedereingliederungsmanagement zielt auf die Sicherung und den Erhalt der Beschäftigungsfähigkeit von gesundheitlich beeinträchtigten Mitarbeitern ab. Einem krankheitsbedingten Arbeitsplatzverlust soll durch die Einleitung geeigneter Maßnahmen zur Wiederherstellung der Arbeitsfähigkeit entgegengewirkt werden. Aus Arbeitgebersicht bieten sich die Vorteile, dass einerseits Ausfallzeiten reduziert werden, andererseits die Mitarbeiter länger im Beruf verbleiben. Es entfällt dann die wegen des Fachkräftemangels oftmals schwierige Suche nach einem neuen Mitarbeiter, zudem geht das Wissen des Angestellten nicht verloren.

Krankenhäuser mit einer auf Verantwortlichkeit und Nachhaltigkeit ausgerichteten Unternehmenspolitik beschränken sich nicht darauf, nur die Mindestanforderungen des § 84 Abs. 2 SGB IX einzuhalten. Ob eine Wiedereingliederung erfolgreich verläuft, hängt auch wesentlich von der Wertschätzung der Krankenhausleitung für die Mitarbeiter ab. Diese sollte die Gesundheit des Betroffenen als Kernpunkt der Eingliederung verstehen und nicht nur das Ziel verfolgen, dass der Mitarbeiter so schnell wie möglich wieder einsatzbereit sein soll. Respekt- und rücksichtsvoller Umgang zeigt sich etwa dadurch, dass alles unternommen wird, um den Mitarbeiter trotz eventuell bleibender gesundheitlicher Einschränkung wieder eine Rückkehr an den alten Arbeitsplatz zu ermöglichen. Dafür aber müssen manchmal mögliche Leistungseinschränkungen akzeptiert und angemessen berücksichtigt werden.

Der Ablauf des betrieblichen Eingliederungsmanagements verläuft regelmäßig in acht Schritten (vgl. Berufsgenossenschaft für Gesundheitsdienst und Wohlfahrtspflege 2013, S. 8 ff.):

1. Mitarbeiter mit Arbeitsunfähigkeitszeiten von mehr als sechs Wochen werden durch eine Auswertung der Fehlzeiten identifiziert.
2. Es erfolgt ein Erstkontakt mit den Mitarbeitern, diese werden zu einem Gespräch eingeladen und vorab über die Chancen des betrieblichen Eingliederungsmanagements informiert.
3. Bekundet der Mitarbeiter Interesse am betrieblichen Eingliederungsmanagement, wird ein Erstgespräch geführt. Ziel ist es, Informationen zu sammeln über die betrieblichen Ursachen und Auswirkungen der Erkrankung, die hauptsächlichen Einschränkungen der Leistungsfähigkeit und die verbleibenden Leistungspotenziale.

4. Sofern der Mitarbeiter an einer Weiterführung interessiert ist, erfolgt in diesem Schritt eine konkrete Fallbesprechung. In diese können auch externe Partner wie die Krankenkasse oder Rentenversicherung einbezogen werden. Zur Beurteilung der Leistungsfähigkeit kann zudem ein ärztliches Gutachten herangezogen werden. Ziel ist es, einen Plan über das weitere Vorgehen zu erstellen, dem alle Beteiligten zustimmen. In diesen Plan sind bspw. Veränderungen des Arbeitsplatzes oder der Arbeitszeit sowie mögliche Fortbildungen und Qualifizierungsangebote aufzunehmen.

5. Es werden konkrete Maßnahmen mit Festlegung von Verantwortlichkeiten für die Durchführung sowie ein fester Zeitrahmen vereinbart.

6. Sämtliche festgelegten Maßnahmen werden durchgeführt. Im Bedarfsfall erfolgt eine Korrektur bzw. Ergänzung der Aktivitäten.

7. Die Wirkung der Maßnahmen wird überprüft. Hierzu können bspw. eine regelmäßige Begehung des Arbeitsplatzes oder eine Befragung des betroffenen Mitarbeiters erfolgen. Zudem sollten die Kosten des Verfahrens sowie Auswirkungen auf andere Mitarbeiter erhoben werden.

8. Im Mittelpunkt stehen Lerneffekte anhand des behandelten Einzelfalls für das künftige Vorgehen im betrieblichen Eingliederungsmanagement. Es kann etwa untersucht werden, ob ähnlich gelagerte Fälle künftig wieder als Einzelfälle betrachtet werden sollen oder ob es sich lohnt, dafür ein standardisiertes Verfahren zu entwickeln.

7 Achtung von Kundeninteressen

7.1 Beschwerdemanagement

Der faire Umgang mit Kundenanliegen umfasst auch einen funktionierenden und transparenten Umgang mit Beschwerden. Kliniken mit CR-Orientierung verstehen es dabei als wichtiges Ziel, auch Kunden zu Rückmeldungen zu bewegen, die sich ohne weitere Aktivitäten des Krankenhauses ansonsten nicht geäußert hätten.

Unter dem Beschwerdemanagementsystem eines Krankenhauses können alle Aktivitäten der Planung, Durchführung und Kontrolle der Maßnahmen verstanden werden, die die Klinik im Zusammenhang mit Kundenbeschwerden insbesondere von Patienten, Zuweisern und Kostenträgern ergreift. Mit einem funktionierenden Beschwerdesystem soll verhindert werden, dass unzufriedene Kunden weniger oder keine Leistungen mehr nachfragen und negative Meldungen an andere weitergeben. Zudem liefern Beschwerden hilfreiche Hinweise auf eigene Schwächen, sodass eine Optimierung der Qualität aus Kundensicht bei deren Beseitigung erreicht werden kann. Zuletzt kann ein offener Umgang mit Beschwerden dazu beitragen, dass in Schadensfällen etwa aufgrund von Behandlungsfehlern langwierige öffentlichkeitswirksame Prozesse vermieden und eine einvernehmliche Lösung gefunden werden kann. Der Aufbau eines kundenorientierten Unternehmensimages ist ein wesentlicher Aspekt eines gesellschaftlich verantwortungsvoll handelnden Krankenhauses.

Das Beschwerdemanagement umfasst acht Teilbereiche, wobei vier davon dem direkten und vier dem indirekten Beschwerdemanagementprozess zugeordnet werden (▶ Abb. 7.1).

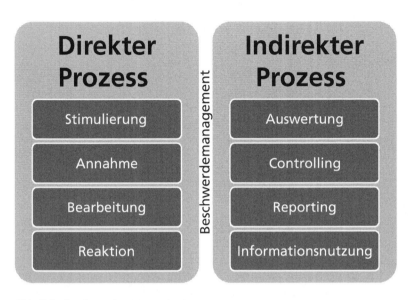

Abb. 7.1: Beschwerdemanagementprozess

7.1.1 Direkte Tätigkeiten

Zu dem direkten Beschwerdemanagementprozess zählen alle Tätigkeiten, die in direktem Zusammenhang mit dem »Beschwerdeerleben« des Kunden stehen. Hierzu zählen:

Beschwerdestimulierung

Vor allem für Patienten ist die Hemmschwelle, sich über die Leistung eines Krankenhauses zu beschweren, sehr hoch. Problematisch daran ist, dass die unzufriedenen Patienten im Regelfall, wenn möglich, bei einem folgenden Aufenthalt ein anderes Krankenhaus wählen und anderen Menschen von ihren negativen Erlebnissen erzählen. Bei Unzufriedenheit geht somit oftmals nicht nur ein Patient verloren, sondern möglicherweise auch andere durch den Unzufriedenen beeinflusste Personen, worüber man selten Kenntnis erlangt. Kliniken sollten daher versuchen, ihre Patienten zu animieren, Unzufriedenheit so schnell wie möglich zu artikulieren. Leicht nutzbare Beschwerdekanäle (z. B. tägliche Beschwerdesprechstunde) sind einzurichten und bekannt zu machen (z. B. bei der Patientenaufnahme oder auf der Homepage). Bei Kostenträgern und Zuweisern ist die Beschwerdebereitschaft bei Unzufriedenheit grundsätzlich höher, ein erster Ansatz zu einem professionellen Umgang mit den Anliegen stellen aber auch hier bekannte und erreichbare Beschwerdewege dar (z. B. fester Ansprechpartner im Krankenhaus).

Beschwerdeannahme

Diese Phase betrifft vorwiegend Abläufe beim Eingang einer Beschwerde. Mit der unmittelbaren Erstreaktion auf eine Beschwerde wird maßgeblich darauf Einfluss genommen, ob die Unzufriedenheit des Beschwerdeführers abgebaut werden kann. Ein mehrmaliges Weiterverbinden oder unsensibles Umgehen mit dem Anliegen tragen zu keiner Beruhigung, sondern vielmehr zu einer weiteren Eskalation der Problematik bei. Gelingt es hingegen, zu zeigen, dass das Krankenhaus gewillt ist, eine angemessene Problemlösung schnellstmöglich herbeizuführen, ist dies bereits ein erster wichtiger Schritt zur Verringerung weiterer möglicherweise noch folgender negativer Konsequenzen. Sicherzustellen ist ferner, dass bei der Beschwerdeannahme die Problematik vollständig erfasst wird.

Beschwerdebearbeitung

Für die Bearbeitung einer Beschwerde ist ein interner Bearbeitungsprozess zu definieren, in dem die Verantwortlichkeiten, Bearbeitungstermine und Überwachungsmaßnahmen der Termineinhaltung definiert werden. Nur so kann sichergestellt werden, dass die Beschwerde in einer angemessenen Zeit bearbeitet wird.

Beschwerdereaktion

Geregelt werden muss, welche Lösung dem Beschwerdeführer angeboten werden soll. Es kommt eine finanzielle (z. b. Preisnachlass bei den Gebühren für die Internetnutzung, wenn der Internetzugang mehrfach nicht funktioniert hat), materielle (z. B. Aufwärmen eines zu kalten Essens durch eine Pflegekraft) und immaterielle Kompensationsangebote (z. B. Entschuldigung oder offene Information über die Problemursache) in Betracht. Die Form der Kompensation ist immer einzelfallspezifisch, nicht jede Beschwerde kann mit der gleichen Art an Ausgleich abgeschlossen werden.

7.1.2 Indirekte Tätigkeiten

Vier weitere Aufgaben zählen zum indirekten Beschwerdemanagement-prozess, dieser wird ohne Kundenkontakt abgewickelt:

Beschwerdeauswertung

Beschwerden liefern Hinweise auf Qualitätsmängel in der Leistungser-bringung und organisatorische Mängel bei der Planung (z. B. Vorhaltung von zu wenig Personal zu bestimmten Zeiten). Mithilfe der Beschwerde-auswertung sollen die in Beschwerden enthaltenen Informationen syste-matisch ausgewertet werden. Dies sollte sowohl quantitativ (z. B. Umfang und Verteilung des Beschwerdeaufkommens) als auch qualitativ (z. B. Ursachen der Beschwerden) erfolgen.

Beschwerdemanagement-Controlling

Aufgabe des Beschwerdemanagement-Controllings ist die systematische Erfassung von qualitativen und quantitativen Kennzahlen mit Bezug zum Beschwerdemanagement. Beispiele für solche Kennzahlen sind:

• Absolute Anzahl der Beschwerden pro Monat

- Absolute Anzahl der Beschwerden in den Abteilungen
- Anteile einzelner Beschwerdebereiche (z. B. ärztliche Versorgung, pflegerische Versorgung, Essen, Reinigung)
- Zeitliche Dauer von der Beschwerdeabgabe bis zur abschließenden Bearbeitung der Beschwerde
- Relation von aus Kundensicht zufriedenstellend bearbeiteten zu nicht zur Zufriedenheit bearbeiteten Beschwerden

Neben den bereits in der Beschwerdeauswertung erfassten Kennzahlen werden insofern auch solche mit Bezug zur konkreten Aufgabenerfüllung erfasst (z. B. Dauer der Beschwerdebearbeitung). Diese werden vorab definierten Zielwerten gegenübergestellt, Abweichungen sind zu analysieren. Zudem sollte im Beschwerdemanagement-Controlling stets auch die Wirtschaftlichkeit von beschwerdebezogenen Maßnahmen überprüft werden.

Beschwerdereporting

Ziel des Beschwerdereportings ist es, den Entscheidungsträgern eines Krankenhauses die wesentlichen Ergebnisse in aufbereiteter Form zugänglich zu machen. Festzulegen ist, welchen Zielgruppen (z. B. Verwaltungsleitung, Chefärzte) welche Auswertungen (quantitativ und qualitativ) in welchen Zeitintervallen (täglich, wöchentlich, …) in welcher Form (z. B. tabellarisch, grafisch) weitergeleitet werden müssen.

Beschwerdeinformationsnutzung

Eine systematische *Beschwerdeinformationsnutzung* stellt sicher, dass die erfassten Informationen auch tatsächlich für eine kontinuierliche Verbesserung genutzt werden, etwa indem sie systematisch in die Arbeit von Qualitätszirkeln oder in die regelmäßig stattfindende Klinikleitungssitzung eingebracht werden.

Will eine Klinik ein kundenbezogenes Beschwerdemanagementsystem einführen, so wird dieses nur erfolgreich sein, wenn dafür Voraussetzungen im Bereich Personal, IT und Organisation geschaffen werden. Da für Reduktion der Unzufriedenheit oft das Verhalten der Mitarbeiter bei der Beschwerdeannahme, -bearbeitung und -reaktion entscheidend ist, müssen Maßnahmen ergriffen werden, die es den Mitarbeitern ermöglichen, professionell mit Beschwerden umzugehen. Ansatzpunkte sind Schulungen zum Beschwerdeprozess, Trainings zur Kommunikation mit Kunden, aber auch (monetäre) Anreizsysteme, um die Mitarbeiter zusätzlich zu einem kundenorientierten Verhalten zu motivieren. Geeignete Soft- und Hardwarelösungen sind vorzuhalten (z. B. direkte Erfassung von Beschwerden im Intranet, direkte Möglichkeit einzusehen, wie der aktuelle Beschwerdestand ist). Zuletzt müssen Überlegungen angestellt werden, ob das Beschwerdemanagement zentralisiert oder dezentralisiert organisiert werden soll. Eine generelle Empfehlung kann nicht abgegeben werden, dies wird unter anderem immer auch von der Größe eines Krankenhauses abhängen. Wichtig ist jedoch, dass sämtliche Beschwerden so erfasst werden, dass eine krankenhausweite Auswertung möglich ist. Zudem ist zu vermeiden, dass dezentrale Mitarbeiter für Beschwerden sich nicht zuständig fühlen und generell auf eine zentrale Beschwerdestelle verweisen. Auch wenn das Beschwerdemanagement grundsätzlich zentral organisiert ist, müssen alle Mitarbeiter mit Kundenkontakt in der Lage sein, eine Beschwerde professionell aufzunehmen.

7.2 Datenschutz

7.2.1 Grundlagen

Vom Krankenhaus erhobene Informationen über den Gesundheitszustand sind sensible personenbezogene Daten der Privat- und Intimsphäre des Patienten. Patientendatenschutz bedeutet, dass Patienten vor einer unzulässigen Verarbeitung ihrer personenbezogenen Daten geschützt werden. Von besonderer Problematik ist, dass in einer Klinik oftmals große Mengen an Patientendaten durch viele Mitarbeiter erhoben und verwendet werden, damit der Patient optimal versorgt und eine reibungslose Abrechnung gewährleistet werden kann. Verantwortlich handelnde Krankenhäuser legen bereits in der Aus- und Fortbildung großen Wert darauf, ihre Mitarbeiter mit den Anforderungen des Datenschutzes vertraut zu machen. Zugleich wird ein eigenes Krankenhaus-Datenschutzmanagement eingerichtet, um den Datenschutz betrieblich zu verankern. Für den Patientendatenschutz gibt es keine einheitliche Rechtsgrundlage, vielmehr müssen nebeneinander die Regelungen des allgemeinen Datenschutzrechts (z. B. Europäische Datenschutzrichtlinien, Bundesdatenschutzgesetz) und des speziellen Datenschutzrechts (z. B. Sozialgesetzbuch V) sowie das ärztliche Standesrecht mit der Verpflichtung zur ärztlichen Schweigepflicht (§ 9 MBO-Ä) eingehalten werden.

Geheimnisse sind Tatsachen, die nur einem beschränkten Personenkreis bekannt sind und an deren Geheimhaltung derjenige, den sie betreffen, ein begründetes Interesse hat. Voraussetzung ist nicht, dass der Patient das Geheimnis kennt. Auch eine diesem gegenüber verschwiegene Krankheit ist ein solches Geheimnis. Erst wenn eine Tatsache einer nicht mehr überschaubaren Zahl von Personen bekannt ist, kann man nicht mehr von einem Geheimnis sprechen.

Das Patientengeheimnis umfasst alle Informationen, die mit der ärztlichen Behandlung in Zusammenhang stehen, dazu gehört z. B. die Art der Krankheit sowie deren Verlauf. Zudem fallen sämtliche im Rahmen der Behandlung bekannt gemachten Angaben über persönliche, familiäre, berufliche, wirtschaftliche und finanzielle Gegebenheiten darunter.

»Offenbaren« ist jede Mitteilung der Informationen an einen unbefugten Dritten. Es genügt bereits, wenn dem Dritten auch nur zeitweilig eine Kenntnisnahme ermöglicht wird, etwa durch das Liegenlassen einer Akte oder die Möglichkeit der Einsicht auf einem PC. Offenbaren setzt also keine aktive Weitergabe voraus, sondern kann auch durch Unterlassen erfolgen, z. B. wenn der Wagen mit den Patientenakten bei der Visite unbeaufsichtigt vor den Patientenzimmern stehengelassen wird.

Bei einem Krankenhausaufenthalt ist in vielfältiger Weise dem Datenschutz Rechnung zu tragen. Exemplarisch seien nachfolgende Punkte angeführt:

Aufnahme
- Welche Daten dürfen von dem Patienten bei der Aufnahme abgefragt werden?
- Dürfen bei der Aufnahme Daten von früheren Aufenthalten des Patienten abgerufen werden?
- Wie erfolgt die Datenerhebung bei Notfallpatienten?

Station
- Was ist bei der Führung der Krankenakte zu beachten?
- Welcher Mitarbeiter darf auf die erhobenen Daten zugreifen?
- Welche Maßnahmen können dazu dienen, bei Visiten die Vertraulichkeit zu gewährleisten?
- Wie können Patientendaten vor der Einsicht unberechtigter Dritter gesichert werden?

Auskünfte über den Patienten
- Wann und welche Auskünfte darf die Information (Pforte) über den Patienten geben?
- Dürfen Daten an die Seelsorge weitergegeben werden?

Forschung
- Dürfen Patientendaten für interne Forschungszwecke genutzt werden?
- Können Patientendaten für externe Forschungsvorhaben weitergegeben werden?

Abschluss der Behandlung
- An wen und in welchem Umfang dürfen die erhobenen Daten gemeldet werden?
- Wie lange dürfen die Daten aufbewahrt werden?

Personenbezogene Daten sind generell beim Betroffenen, also dem Patienten, zu erheben. Bei der Datenerhebung ist auf die zugrunde liegende Rechtsvorschrift, ansonsten auf die Freiwilligkeit der Angaben hinzuweisen. Zulässig sind nur die Daten, die für die Behandlung und Abrechnung erforderlich sind, dazu zählen der Name und das Geburtsdatum, die Adresse sowie die Krankenversicherung. Nicht erforderlich sind im Normalfall etwa der Geburtsort, die Nationalität, die Religionszugehörigkeit, der Familienstand oder der Arbeitgeber. Angaben insbesondere zu Angehörigen sind zwar nicht zwangsläufig erforderlich, aber unter Umständen etwa in Notfällen nützlich. All diese Angaben sollten im Aufnahmeformular als »freiwillig« gekennzeichnet werden. Sofern ein Patient selbst keine Angaben machen kann, dürfen die Daten bei Angehörigen oder dem Begleiter abgefragt werden. Auf Daten früherer Aufenthalte darf einerseits zugegriffen werden, um Doppelregistrierungen zu vermeiden, andererseits dann, wenn die Daten im konkreten aktuellen Behandlungsfall erforderlich sind. Im erstgenannten Fall ist jedoch ein Zugriff auf Details der vergangenen Behandlung nicht zulässig.

Nur die Personen dürfen Kenntnis von Behandlungsdaten erhalten, die diese im Rahmen des Behandlungsvorganges benötigen. Die Schweigepflicht gilt auch gegenüber anderen Schweigepflichtigen. Die nicht erforderliche Weitergabe bzw. Offenbarung von Patientengeheimnissen an andere Ärzte oder Angehörige eines Heilberufes ist unzulässig. Die Erhebung der Behandlungsdaten hat daher so zu erfolgen, dass der Zugriff auf die Behandlungsdaten nur für Personen möglich ist, die diese Daten im Rahmen des Krankenhausaufenthalts benötigen. Die Mitteilung von Patientendaten innerhalb des Krankenhauses im Rahmen der Behandlung, zur Abwicklung des Behandlungsvertrages sowie zur Patientendokumentation ist unproblematisch.

Bei einem Krankenhausaufenthalt fallen zudem Maßnahmen der Vorbereitung und der Abwicklung des Behandlungsvertrages an (z. B. Abrechnung). Betroffen hiervon sind etwa die Pförtner, die Schreibkräfte, das Apotheken- und Laborpersonal, die Mitarbeiter des Patientenaktenarchives, der elektronischen Datenverarbeitung und der Verwaltung. Im Rahmen der Erforderlichkeit dürfen diesen Gruppen Patientendaten mitgeteilt werden. Verantwortlich handelnde Krankenhäuser werden dabei versuchen, wenn immer es möglich ist, auf die Nennung von Namen und Geburtsdatum zu verzichten und anstelle dessen mit Pseudonymen (z. B. Barcodes) arbeiten.

Externe Labor- und Konsiliarärzte gehören nicht zum Krankenhaus und damit auch nicht zum Behandlungsteam. Für deren Einschaltung ist deshalb die Einwilligung des Patienten erforderlich. Hinsichtlich der Übersendung des Entlassungsbefundes mit den für die Nachbehandlung notwendigen Informationen empfiehlt es sich, den Patienten über die geplante Übermittlung und die Möglichkeit, dieser zu widersprechen, zu informieren. Eine Abklärung ist insbesondere dann zu empfehlen, wenn der einweisende Arzt nicht der Hausarzt ist. Alleine die Tatsache, dass der Patient bei der Anmeldung einen Arzt als Hausarzt angibt, ist jedoch nicht gleichzusetzen mit einer Einwilligung des Patienten, dass die genannte Person einen Entlassungsbericht erhält.

An die Krankenhausseelsorge dürfen der Name und die Zimmernummer des Patienten weitergeleitet werden, sofern der Patient im Aufnahmeformular freiwillig die Religionszugehörigkeit angegeben hat. Daten zur Diagnose dürfen nur bei Zustimmung weitergegeben werden.

Eine besondere Herausforderung stellt die Pforte des Krankenhauses dar, einerseits ist das Patientengeheimnis zu wahren, andererseits ist es aber im Interesse des Patienten, dass Besuchern der Aufenthaltsort im Krankenhaus mitgeteilt wird. Hat sich ein Patient bei der Aufnahme generell gegen eine Auskunftserteilung entschieden, so ist dies selbstverständlich zu berücksichtigen. Anderenfalls kann von einer Zustimmung des Patienten ausgegangen werden, sodass die Zimmernummer mitgeteilt werden darf, es sei denn, dass erkennbar ist, dass der Besucher ein unerwünschter Dritter ist oder ein entgegenstehender Wille des Patienten bekannt ist (z. B. ausdrücklicher Wunsch des Patienten, dass sein Arbeitgeber ihn nicht besuchen darf).

Oftmals besteht darüber hinaus die Möglichkeit oder Notwendigkeit der Unterrichtung externer Stellen über bestimmte Patientenangaben. Ein Beispiel ist die namentliche Meldung von Patienten mit bestimmten Infektionen nach dem Infektionsschutzgesetz an das Gesundheitsamt. Generell gilt, dass solche Datenübermittlungen nur zulässig sind, wenn der betroffene Patient hierin wirksam eingewilligt hat oder wenn für diese Übermittlung eine explizite gesetzliche Grundlage besteht. Eine externe Übermittlung liegt bspw. bei der Verwendung der Patientendaten für Studien vor, die nicht lediglich für interne Zwecke durchgeführt werden. Eine Datenweitergabe ist nur mit ausdrücklicher schriftlicher Zustimmung des Patienten möglich. Bei internen Studien ist eine Zustimmung nicht notwendig, Krankenhäuser, die sich einer Unternehmensführung mach CR-Grundsätzen verschrieben haben, werden aber freiwillig die Zustimmung der Patienten zu diesen Erhebungen einholen.

Patientendaten sind zu löschen, wenn ihre Speicherung unzulässig war. Eine Löschung muss zudem erfolgen, sobald die Speicherung nicht mehr erforderlich ist. Dies ist bei einem Krankenhausaufenthalt nicht beim Abschluss der Behandlung der Fall, da ärztliche Unterlagen aus Dokumentationsgründen mindestens zehn Jahre lang aufbewahrt werden müssen. Aufzeichnungen über die Behandlung mit radioaktiven Stoffen sowie über Röntgenbehandlungen sind 30 Jahre (bei Untersuchung nur zehn Jahre) nach der letzten Behandlung zu archivieren. Die Erforderlichkeit einer längeren Aufbewahrung kann sich aus Behandlungsgründen ergeben, bspw. bei chronischen Krankheiten, Erbkrankheiten oder bei Implantationen. Die Löschung von Patientendaten in der Verwaltungsabteilung hat früher zu erfolgen. Die Aufbewahrungsfristen betragen im Regelfall maximal zehn Jahre.

7.2.2 Ausgewählte organisatorische Maßnahmen

Bei der Aufnahme sollte eine Diskretionszone geschaffen werden, sodass vor allem andere wartende Patienten das Aufnahmegespräch nicht mithören können.

Im Aufnahmevertrag sollte der Patient darüber in Kenntnis gesetzt werden, welche Art der Daten im Krankenhaus generell verarbeitet werden. Darüber hinaus empfiehlt sich ein für Patienten verständlich formulierter Hinweis auf seine Datenschutzrechte. Weiterhin sollte er befragt werden, ob er mit einer Auskunftserteilung durch die Pforte einverstanden ist und welche Person(en) in Notfällen informiert werden sollen.

An den Zimmertüren und an den Betten sollten keine individuellen Angaben zum Patienten angebracht werden (Namensschilder, Behandlungsdaten). Bei einer Unterbringung in Mehrbettzimmern ist es unmöglich, gänzlich zu verhindern, dass die Mitpatienten von Informationen mithören können. Dies ist jedoch auf das mögliche Minimum zu reduzieren. Sensible Informationen sollten in einem vertraulichen ärztlichen Gespräch mitgeteilt werden, etwa im Arztzimmer. Bei Untersuchungen helfen Sichtblenden, die Diskretion zu verbessern. Die Patientenunterlagen im Stationszimmer dürfen keinesfalls offen herumliegen, sichere Aufbewahrungsmöglichkeiten wie verschließbare Schränke sind vorzuhalten. Faxgeräte sind so aufzustellen, dass ankommende Faxschreiben nicht von Unbefugten zur Kenntnis genommen werden können.

Ärztliche Briefe sind zu verschließen, bevor sie zur Poststelle gelangen und weitergesendet werden, sodass ein unbefugtes Lesen leichter festgestellt werden kann. Als Arztsache gekennzeichnete oder erkennbare Post darf nur vom Arzt geöffnet werden.

Im Patientenaktenarchiv werden die konventionellen Patientenakten geführt. Voraussetzungen einer ordnungsmäßen Dokumentation sind:

- Die Akten sind den Mitarbeitern nur dann zugänglich, wenn dies zur jeweiligen Aufgabenerfüllung erforderlich ist. Zudem ist der Zugriff auf die für die Aufgabenerfüllung notwendigen Daten zu beschränken.
- Die Unterlagen müssen vollständig und unverfälscht sein (z. B. keine Änderungen durch Tipp-Ex).
- Es muss jederzeit nachvollzogen werden können, wer welche Eintragungen gemacht hat (z. B. durch das Setzen von Kürzeln).
- Der Aufenthaltsort der Unterlagen muss immer klar sein (z. B. Dokumentation, welche Person für welchen Zweck die Akte an sich genommen hat).
- Es ist nachvollziehbar zu dokumentieren, wer auf die Akten zugegriffen hat (z. B. notwendig, wenn nach der Rückgabe Unterlagen fehlen).

Der freie Zugang zum Archiv ist generell zu unterbinden. Personen mit Zutrittsberechtigung sind zu autorisieren.

Grundlegend für eine geordnete Datenverarbeitung in einem Krankenhaus ist das Aufstellen einer Datenschutzmanagementordnung, in dem die Pflichten und Rechte sämtlicher Beteiligter (insbesondere Krankenhausleitung, Abteilungsleitungen, Datenschutzbeauftragte, EDV-Systemadministratoren) niedergelegt werden. Eine zentrale Funktion innerhalb des Datenschutzmanagements kommt dem betrieblichen Datenschutzbeauftragten (kurz bDSB) zu. Kliniken müssen einen bDSB bestellen. Voraussetzung für die Bestellung ist, dass der Mitarbeiter die erforderliche Sachkunde und Zuverlässigkeit besitzt. Der bDSB ist in der Ausübung seiner Tätigkeit weisungsfrei. Die Aufgabe des bDSB ist es, die Einhaltung der datenschutzrechtlichen Vorschriften im Krankenhaus zu unterstützen und zu überwachen. Dies erfolgt unter anderem dadurch, dass er die Mitarbeiter mit den Datenschutzvorschriften und den Möglichkeiten der Einhaltung des Datenschutzes vertraut macht und regelmäßig die Einhaltung der Datenschutzvorschriften überprüft.

7.3 Ehrlichkeit in der Kommunikation

Fairness bei der Anbahnung und der Durchführung von Krankenhausbehandlungen ist ein unabdingbarer Grundpfeiler einer CR-Politik. Dazu gehören insbesondere die Bereitstellung und Weitergabe von sachlich korrekten Informationen und eine Informationsvermittlung, die verständlich und nicht irreführend ist. Da vor allem Patienten gegenüber dem Krankenhaus einen deutlich schlechteren Informationsstand etwa über die Sinnhaftigkeit bestimmter Behandlungen haben, müssen die vom Krankenhaus gemachten Angaben korrekt sein. Folgende Fragen können zu einer ersten Selbsteinschätzung einer Maßnahme herangezogen werden:

- Wird mit Mitteln der Täuschung oder Irreführung gearbeitet?
- Sind Informationen unklar oder mehrdeutig?
- Werden wichtige Informationen weggelassen?
- Wird auf die Verwendung von diskriminierenden, vorurteilsbehafteten Meinungen, z. B. uber Geschlechterrollen, verzichtet?

Eingehalten werden müssen neben dem Standesrecht der Ärzte und dem Gesetz gegen den unlauteren Wettbewerb die Regelungen des Heilmittelwerbegesetzes (HWG), welches zum Ziel hat, den fachunkundigen Patienten vor unsachgemäßer oder nicht zu durchschauender Beeinflussung zu schützen (vgl. Deutsche Krankenhausgesellschaft 2014a, S. 5). Unterschieden werden muss zwischen Werbung für Fachkreise und

Publikumswerbung (»Laien«); unter Fachkreisen sind Angehörige von Heil- und Heilhilfsberufen (z. B. Krankenpfleger, Physiotherapeuten) zu verstehen. § 11 HWG bezieht sich nur auf Werbung außerhalb der Fachkreise, sodass es für Krankenhäuser wichtig ist, eine klare Trennung zwischen Inhalten für Fachleute und Laien vorzunehmen. Eine Klinikhomepage sollte daher etwa so gestaltet werden, dass bei den Inhalten zwischen einem Bereich für Fachpublikum und Laien unterschieden wird. Zum Fachbereich sollte der Zugang nur mit Passwort und vorausgehender Fachstatusprüfung gewährt werden.

Krankenhäuser müssen bei ihren Maßnahmen stets prüfen, ob es sich um zulässige oder unzulässige Werbung handelt. Die allgemeine Darstellung der Leistungsfähigkeit eines Krankenhauses, ohne den Bezug zu bestimmten Leistungen herzustellen, ist generell als unkritisch anzusehen. Es bleibt jedoch das Problem, dass der Übergang zwischen zulässiger und unzulässiger Werbung fließend ist, sodass sich eine Beurteilung regelmäßig nur anhand einer Prüfung des Einzelfalls vornehmen lässt.

Das HWG umfasst eine Vielfalt von Verboten, hierunter fällt das Verbot irreführender Werbung (§ 3 HWG), das Verbot der Werbung für Fernbehandlung (§ 9 HWG), sonstige verbotene Werbung außerhalb der Fachkreise (§ 11 HWG) sowie das Verbot der Werbung unter Bezugnahme auf bestimmte Krankheiten und Leiden (§ 12 HWG).

Verboten gemäß § 3 HWG ist Werbung mit unwahren oder falschen Wirkaussagen über Arzneimittel oder andere diagnostische und therapeutische Verfahren. Erfasst sind ferner werbliche Aussagen, die einen sicheren Wirkerfolg eines Medikaments oder einer Behandlungsmethode nahelegen. Bei der Prüfung ist auf den objektiven Eindruck der Werbung, also auf die Wirkung beim angesprochenen Adressatenkreis, abzustellen. Es ist entscheidend, wie die Aussage durch den Beworbenen verstanden wird. Die Vorschrift unterscheidet dabei nicht zwischen Fachleuten und Laien. Verantwortungsvolle Krankenhäuser werden insbesondere bei Patienten strenge Maßstäbe bei der eigenen Beurteilung anlegen.

Unzulässig gemäß § 9 HWG ist Werbung für die Erkennung oder Behandlung von Krankheiten, Leiden, Körperschäden oder krankhaften Beschwerden, die nicht auf eigener Wahrnehmung an dem zu behandelnden Menschen beruhen (sogenannte Fernbehandlung). Eine ordnungsgemäße Behandlung ist ohne persönlichen Kontakt nicht möglich, sodass Krankenhäuser eine derartige Beratung nicht als Wettbewerbsmittel verwenden können. Betroffen davon ist ausschließlich jegliche Form der persönlichen Beratung. Allgemeine Ratschläge, die sich nicht an eine bestimmte Person richten (z. B. Umgang mit einer bestimmten Krankheit), stellen keine Fernbehandlung dar.

§ 11 HWG wurde in seiner letzten Revision vom 19.10.2012 deutlich liberalisiert. Viele bisher unzulässige Maßnahmen sind nun ganz oder mit Einschränkungen erlaubt. Das Verbot, mit Gutachten, Zeugnissen, wissenschaftlichen oder fachlichen Veröffentlichungen sowie mit Hinweisen darauf zu werben, wurde abgeschafft (bisher: § 11 Abs. 1 Nr. 1 HWG). Die Wiedergabe von Krankengeschichten oder Hinweise darauf sind jetzt erlaubt, außer wenn diese in missbräuchlicher, abstoßender oder irreführender Weise erfolgen oder durch eine ausführliche Beschreibung oder Darstellung zu einer falschen Selbstdiagnose verleiten könnten (§ 11 Abs. 1 Nr. 3 HWG). Das Verbot der Abbildung in Berufskleidung oder bei Ausübung der Berufstätigkeit ist ebenfalls aufgehoben worden (bisher: § 11 Abs. 1 Nr. 4 HWG). Erlaubt sind jetzt Vorher-nachher-Bilder mit Ausnahme einer missbräuchlichen, abstoßenden oder irreführenden Verwendung (§ 11 Abs. 1 Nr. 5 HWG). Fremd- und fachsprachliche Bezeichnungen sind nunmehr zugelassen (bisher: § 11 Abs. 1 Nr. 6 HWG). Das Verbot, mit Angstgefühlen zu werben, wurde dahingehend abgeändert, dass nur noch Werbeaussagen verboten sind, die nahelegen, dass die Gesundheit durch die Nichtverwendung des Arzneimittels beeinträchtigt oder durch die Verwendung verbessert werden könnte (§ 11 Abs. 1 Nr. 7 HWG). Die Werbung mit Äußerungen Dritter ist nur noch dann verboten, wenn sie in missbräuchlicher, abstoßender oder irreführender Weise erfolgt (§ 11 Abs. 1 Nr. 11 HWG). Nach § 11 Abs. 1 Nr. 8 HWG sind Werbevorträge verboten, mit denen ein Feilbieten (= etwas zum Kauf anbieten) oder eine Entgegennahme von Anschriften verbunden ist.

§ 12 HWG verbietet außerhalb von Fachkreisen Werbung für Arzneimittel und Medizinprodukte unter Bezugnahme auf bestimmte Krankheiten und Leiden (z. B. bösartige Neubildungen, Suchtkrankheiten außer Nikotinabhängigkeit). Erlaubt ist die bloße Angabe von Indikationen einer Klinik sowie das Nennen der Facharztbezeichnung eines Arztes oder die Angabe von Behandlungsmethoden.

7.4 Aufklärung von Patienten

Damit der Patient autonom Entscheidungen treffen kann, muss vorab eine angemessene Aufklärung durch den Arzt stattfinden. Ziel der »Selbstbestimmungsaufklärung« (auch als Eingriffs- und Risikoaufklärung bezeichnet) ist es, dem Patienten die Tragweite der Erkrankung sowie die gebotenen Maßnahmen in einer für ihn verständlichen Weise klar zu machen. Ergänzend dient die »Sicherungsaufklärung« (auch als therapeutische Aufklärung bezeichnet) der Sicherung des Therapieerfolgs, indem der Patient über das notwendige Verhalten vor, während und nach der Behandlung informiert wird. Hierunter fallen bspw. Informationen über die Folgen der Nichteinnahme von Medikamenten oder Auswirkungen auf Sehfähigkeit sowie Fahrtüchtigkeit.

Wichtige Regelungen zum Behandlungsvertrag sowie zur Aufklärung wurden durch das am 26. Februar 2013 in Kraft getretene Patientenrechtegesetz im Bürgerlichen Gesetzbuch (BGB) verankert.

§ 630a Abs. 1 BGB regelt typische Pflichten eines Behandlungsvertrags:

> »Durch den Behandlungsvertrag wird derjenige, welcher die medizinische Behandlung eines Patienten zusagt (Behandelnder), zur Leistung der versprochenen Behandlung, der andere Teil (Patient) zur Gewährung der vereinbarten Vergütung verpflichtet, soweit nicht ein Dritter zur Zahlung verpflichtet ist.«

In § 630a Abs. 2 BGB stellt der Gesetzgeber klar, welche Behandlungsqualität aus dem Behandlungsvertrag geschuldet wird. Dort heißt es:

> »Die Behandlung hat nach den zum Zeitpunkt der Behandlung bestehenden, allgemein anerkannten fachlichen Standards zu erfolgen, soweit nicht etwas anderes vereinbart ist.«

Geschuldet wird insofern grundsätzlich eine Behandlung nach dem allgemein anerkannten fachlichen Standard. In begründeten Einzelfällen kann in Absprache mit dem Patienten abgewichen werden, z. B. wenn bei schweren Erkrankungen keine anerkannten Methoden mehr zur Verfügung stehen.

Die Sicherungsaufklärung ist in § 630c Abs. 2 Satz 1 BGB geregelt:

»Der Behandelnde ist verpflichtet, dem Patienten in verständlicher Weise zu Beginn der Behandlung und, soweit erforderlich, in deren Verlauf sämtliche für die Behandlung wesentlichen Umstände zu erläutern, insbesondere die Diagnose, die voraussichtliche gesundheitliche Entwicklung, die Therapie und die zu und nach der Therapie zu ergreifenden Maßnahmen.«

Der behandelnde Arzt hat daher den Patienten über ein therapierichtiges Verhalten zur Sicherstellung des Behandlungserfolgs (z. B. regelmäßige Einnahme von Tabletten) und zur Vermeidung möglicher Selbstgefährdungen (z. B. Fahruntüchtigkeit) zu beraten. Versäumnisse bei der Information sind Behandlungsfehler, die vom Patienten zu beweisen sind.

Von besonderer Relevanz für die Selbstbestimmungsaufklärung sind die in § 630e BGB niedergelegten Aufklärungspflichten. Nach der Vorschrift des § 630e Abs. 1 Sätze 1, 2 BGB ist der Behandelnde verpflichtet,

»den Patienten über sämtliche für die Einwilligung wesentlichen Umstände aufzuklären. Dazu gehören insbesondere Art, Umfang, Durchführung, zu erwartende Folgen und Risiken der Maßnahme sowie ihre Notwendigkeit, Dringlichkeit, Eignung und Erfolgsaussichten im Hinblick auf die Diagnose oder die Therapie.«

Die Aufklärung muss mündlich erfolgen, ergänzend kann auf schriftliche Unterlagen (wie Patientenaufklärungsbögen) Bezug genommen werden. Hierzu besagt § 630e Abs. 2 Nr. 1, 2. Hs. BGB, dass ergänzend auch auf Unterlagen Bezug genommen werden kann, die der Patient in Textform erhält. Die Aushändigung des Textes sollte in der Patientenakte dokumentiert werden.

Nach § 630e Abs. 2 Nr. 2 muss die Aufklärung

»so rechtzeitig erfolgen, dass der Patient seine Entscheidung über die Einwilligung wohlüberlegt treffen kann.«

Insbesondere vor diagnostischen oder operativen Eingriffen ist eine ausreichende Bedenkzeit vor der Weiterbehandlung zu gewährleisten. Je weniger eine Maßnahme medizinisch geboten oder je größer ihre Tragweite ist, umso umfassender sind die Patienten über Chancen und Risiken der Behandlung aufzuklären.

Die Aufklärung muss in einer für den Patienten verständlichen Form erfolgen (§ 630e Abs. 2 Nr. 3 BGB). Erforderlichenfalls ist eine sprachkundige Person oder ein Dolmetscher hinzuzuziehen. Die Aufklärung ist nach § 630e Abs. 4 BGB ausnahmsweise entbehrlich, wenn eine ärztliche Maßnahme unaufschiebbar ist oder wenn der Patient ausdrücklich einen Verzicht erklärt.

Stehen verschiedene Behandlungsmethoden zur Verfügung, ist über alle Optionen, die zum medizinischen Standard gehören, aufzuklären. § 630e Abs. 1 Satz 3 BGB führt hierzu aus:

»Bei der Aufklärung ist auch auf Alternativen zur Maßnahme hinzuweisen, wenn mehrere medizinisch gleichermaßen indizierte und übliche Methoden zu wesentlich unterschiedlichen Belastungen, Risiken oder Heilungschancen führen können.«

Derjenige, der den Eingriff durchführt, muss nicht zwangsläufig das Aufklärungsgespräch führen. § 630e Abs. 2 Nr. 1 BGB sieht lediglich vor, dass die Aufklärung durch den Behandelnden oder durch eine Person erfolgen muss, die über die zur Durchführung der Maßnahme notwendige Ausbildung verfügt. Die Aufklärung darf folglich an einen Facharzt oder einen Arzt in Weiterbildung delegiert werden. Eine Delegation der Aufklärung an nichtärztliches Personal ist nicht zulässig. § 630e Abs. 2 BGB regelt zudem die Verpflichtung, dem Patienten Kopien der Aufklärungs- und Einwilligungsunterlagen, die unterzeichnet wurden, auszuhändigen:

»Dem Patienten sind Abschriften von Unterlagen, die er im Zusammenhang mit der Aufklärung oder Einwilligung unterzeichnet hat, auszuhändigen.«

Der Krankenhausträger ist als Vertragspartner des Patienten für die Erfüllung der Aufklärungspflichten zuständig. Er muss die Ärzte über Zeitpunkt, Umfang und Inhalt der Aufklärung unterrichten. Zur Sicherstellung einer ordnungsgemäßen Aufklärung sollte eine detaillierte Dienstanweisung erstellt und deren Einhaltung regelmäßig kontrolliert werden. Nur so kann einerseits ein Organisationsverschulden vermieden und andererseits dem Anspruch eines verantwortlichen handelnden Krankenhauses Rechnung getragen werden.

Die Sicherstellung der organisatorischen Umsetzung und ordnungsgemäßen Durchführung der Aufklärung in den einzelnen Abteilungen obliegt dem leitenden Abteilungsarzt. Insbesondere ist durch diesen zu bestimmen, welcher Arzt die Aufklärung durchzuführen hat. Der ärztliche Leiter hat zusammen mit den leitenden Ärzten der einzelnen Abteilungen festzulegen, in welcher Abteilung die Aufklärung über Untersuchungs- und Behandlungsmaßnahen durchzuführen ist, wenn sich ein Patient gleichzeitig oder nacheinander in der Behandlung mehrerer Abteilungen befindet, sofern nicht ohnehin in jedem Fach eine gesonderte Aufklärung erfolgen muss (z. B. Anästhesie und Chirurgie). Jeder Arzt, der nicht selbst aufklärt, hat sich davon zu überzeugen, dass eine ordnungsgemäße Aufklärung stattgefunden hat, bevor eine Maßnahme durchgeführt wird.

Der leitende Abteilungsarzt hat sicherzustellen, dass die Tatsache der Aufklärung, ihr Zeitpunkt sowie ihr wesentlicher Inhalt dokumentiert und in der Patientenakte vermerkt sind. Die Dokumentation ist vom jeweils aufklärenden Arzt zu datieren und zu unterzeichnen. Es genügt nicht der Vermerk, dass die Aufklärung stattgefunden hat, vielmehr müssen auch deren wesentlicher Inhalt, die gegebenen Hinweise und Ratschläge sowie die anschließende Entscheidung des Patienten dokumentiert werden.

Der Patient sollte mithilfe einer Erklärung durch Unterschrift die erfolgte Aufklärung und deren wesentlichen Inhalt bestätigen. Keinesfalls kann die Aufklärung ausschließlich durch Übergabe und Unterzeichnung eines Patientenaufklärungsbogens ohne jegliche weitere Besprechung erfolgen.

7.5 Zielvereinbarungen mit leitenden Ärzten

Variable Boni nach Maßgabe der Operationsfallzahlen können dazu führen, dass medizinisch nicht notwendige Maßnahmen aus rein ökonomischem Interesse durchgeführt werden. Im Sozialgesetzbuch V wurden daher zwei Regelungen zur variablen Vergütung von leitenden Ärzten verankert. Nach Maßgabe des § 136a SGB V hat die Deutsche Krankenhausgesellschaft (DKG) im Einvernehmen mit der Bundesärztekammer Empfehlungen abzugeben, die sicherstellen sollen, dass Zielvereinbarungen mit finanziellen Anreizen bei einzelnen Leistungen ausgeschlossen sind. Die Empfehlungen sollen insbesondere die Unabhängigkeit medizinischer Entscheidungen sichern.

Der ebenfalls neu eingefügte § 137 Abs. 3 SGB V legt fest, dass die Krankenhäuser in ihren Qualitätsberichten angeben müssen, wenn sie die Empfehlungen zu den Zielvereinbarungen nicht einhalten. Hält sich ein Krankenhaus nicht an die Empfehlungen, müssen die Leistungen, für die leistungsbezogene Zielvereinbarungen getroffen werden, benannt werden. Die Offenlegung soll für Patienten die vorhandenen wirtschaftlichen Anreize bestimmter Operationen aufzeigen. Krankenhäuser sollen durch die Regelung animiert werden, auf Vereinbarungen zu verzichten, die den Empfehlungen der Krankenhausgesellschaft nicht entsprechen.

Die Empfehlung gem. § 136a SGB V sieht folgende Regelungen vor:

»1. Chefärzte sind in ihrer Verantwortung für die Diagnostik und Therapie des einzelnen Behandlungsfalls unabhängig und keinen Weisungen des Krankenhausträgers unterworfen. Das Wohl der Patienten und die Versorgung der Bevölkerung mit medizinisch notwendigen Leistungen müssen stets im Vordergrund stehen.
2. Zielvereinbarungen einschließlich Regelungen zur Personal- und Sachkostensteuerung, bei einvernehmlicher Festlegung der entsprechenden Budgets, Gesamterlösbeteiligungen und Qualitätsoptimierung sind unter Beachtung der berufsrechtlichen Regelungen (insbesondere § 23 Abs. 2 MBO-Ä) grundsätzlich legitim und sachgerecht. Zielvereinbarungen mit ökonomischen Inhalten dürfen ausschließlich dazu dienen, medizinisch indizierte Leistungen wirtschaftlich und nach aktuellem Stand der medizinischen Wissenschaft effektiv zu erbringen.
3. Zielvereinbarungen im Krankenhaus müssen stets mit der notwendigen Sensibilität gehandhabt werden. Die zu vereinbarenden Ziele sind mit Augenmaß so auszuwählen, dass der Chefarzt durch eigene Anstrengungen maßgeblichen Einfluss auf die Zielerreichung und insbesondere auf die Qualitätssteigerung ausüben kann.
4. Damit die Unabhängigkeit der medizinischen Entscheidungen gewahrt bleibt, dürfen finanzielle Anreize für einzelne Operationen/Eingriffe oder Leistungen nicht vereinbart werden. Dies gilt auch für Leistungskomplexe bzw. Leistungsaggregationen oder Case-Mix-Volumina. Unberührt dabei bleiben Erlösvereinbarungen nach Ziff. 2, die das gesamte Abteilungsspektrum betreffen« (Deutsche Krankenhausgesellschaft 2014b).

Mit einer verantwortungsvollen Unternehmenspolitik sind Zielvereinbarungen, die nicht konform zu den Empfehlungen sind, nicht vereinbar. Bedenklich sind daher bspw. folgende Punkte:

- Einhaltung von Personalkosten und Sachkosten (außer bei einvernehmlicher Vereinbarung der Budgets zwischen Krankenhausleitung und leitendem Arzt)
- Erreichung bestimmter Fall- oder OP-Zahlen
- Erreichung einer bestimmten Case-Mix-Punktzahl

Zur Beurteilung von Inhalten können folgende drei Punkte geprüft werden (vgl. Bundesärztekammer 2014, S. 233):

- Liegt ein Verstoß gegen den Wortlaut des § 136a SGB V vor (Ausschluss von Zielvereinbarungen, die auf finanzielle Anreize bei einzelnen Leistungen abstellen)?
- Ist die Regelung mit der Intention des § 136a SGB V verträglich (Ausschluss von Zielvereinbarungen, die auf finanzielle Anreize bei Leistungsmengen abzielen)?
- Ökonomische Inhalte von Zielvereinbarungen können akzeptiert werden, solange betriebswirtschaftliches Denken dazu verwendet wird, um eine indizierte Maßnahme möglichst wirtschaftlich und effektiv umzusetzen. Wenn ökonomisches Denken zur Erlössteigerung die medizinische Indikationsstellung und das dadurch bedingte ärztliche Handeln beeinflusst, ist die Regelung unzulässig.

7.6 Umgang mit fehlerhaften Leistungen

Fehler in der Versorgung von Patienten haben für den Betroffenen und dessen Angehörige teils umfassende Folgen. Im Gegensatz zur Produktion von Gütern ist es oftmals nicht möglich, vorgefallene Fehler zu revidieren, etwa indem ein mangelbehaftetes Produkt zurückgenommen und gegen ein fehlerfreies ausgetauscht werden kann. Die Bandbreite an denkbaren Fehlern ist im Krankenhaus groß, folgende Mängel können im Zusammenhang mit dem Behandlungsprozess auftreten (vgl. Bundesministerium für Gesundheit et al. 2014, S. 41 ff.):

Aufklärungsfehler: Der Patient wurde nicht umfassend und verständlich aufgeklärt oder Risiken und Alternativen bei der Behandlung wurden nicht oder nur unzureichend dargestellt. Folge ist, dass eine wirksame Einwilligung des Patienten in die Behandlung nicht vorliegt.

Diagnosefehler: Wird eine falsche Diagnose getroffen, ist die Basis für die weitere Behandlung nicht korrekt. Klärt ein Arzt nicht in ausreichendem Umfang mögliche Differenzialdiagnosen neben der Verdachtsdiagnose ab, liegt ebenso ein Diagnosefehler vor, wie wenn durch den Arzt Befunde falsch ausgewertet werden.

Therapiefehler: Werden erforderliche Untersuchungen unterlassen oder wird ohne Grund vom aktuellen Stand der medizinischen Erkenntnis abgewichen, liegt ein Behandlungsfehler vor. Ebenso dürfen dem Arzt bei der eigentlichen Behandlung keine Fehler unterlaufen (z. B. falsche Dosierung von Medikamenten).

Organisationsfehler: Sämtliche Prozesse im Krankenhaus müssen aufeinander abgestimmt sein, um einen ordnungsgemäßen Betrieb sicherstellen zu können. Verantwortlich hierfür ist die kaufmännische und medizinische Leitung. Sicherzustellen ist beispielsweise, dass eine ausreichende Anzahl an Mitarbeitern mit der notwendigen Qualifikation für die Versorgung zur Verfügung steht und Hygienestandards eingehalten werden.

Fehler im Anschluss an die Behandlung: Patienten müssen informiert werden, wie der Erfolg der Behandlung gesichert werden kann. Beispiele sind Hinweise zu Kontrolluntersuchungen oder die Einnahme bestimmter Medikamente. Fehler in diesem Bereich können dazu führen, dass dem Krankenhaus Behandlungsfehler vorgeworfen werden.

Hygienemängel: Hygienemängel sind auch dem Bereich der Behandlungsfehler zuzuordnen. Infolge des oftmals geschwächten Immunstatus von kranken Menschen ist deren Anfälligkeit für Keime oder Bakterien besonders hoch. Ein Beispiel für Hygienemängel ist das Unterlassen einer ausreichenden Desinfektion der Hände eines Arztes bei einer Behandlung.

Für Krankenhäuser besteht auf Basis des § 630c Abs. 2 Satz 2 BGB die Verpflichtung, unter gewissen Voraussetzungen den Patienten über Behandlungsfehler zu informieren. Wörtlich heißt es hierzu:

»Sind für den Behandelnden Umstände erkennbar, die die Annahme eines Behandlungsfehlers begründen, hat er den Patienten über diese auf Nachfrage oder zur Abwendung gesundheitlicher Gefahren zu informieren.«

Damit ein Patient Schadenersatz geltend machen kann, sind grundsätzlich drei Aspekte durch ihn zu belegen:

1. Es muss ein Behandlungsfehler vorliegen.
2. Es liegt eine Verletzung des Körpers oder der Gesundheit vor.
3. Es besteht ein Zusammenhang zwischen dem Fehler und der Verletzung.

Bei groben Behandlungsfehlern kann es zu einer Beweislastumkehr kommen. Bei dieser muss dann nicht mehr der Patient den Beweis einer fehlerhaften Behandlung führen, vielmehr muss das Krankenhaus beweisen, dass eine solche nicht vorlag. Beispiel für einen groben Behandlungsfehler ist die Entnahme eines falschen Organs bei einer Operation.

Eine Orientierung, wann ein grober Behandlungsfehler in Betracht kommt, kann anhand des Urteils des Bundesgerichtshofs vom 3. Juli 2001 (VI ZR 418/99) erfolgen:

»Ein grober Behandlungsfehler liegt nur dann vor, wenn der Arzt eindeutig gegen ärztliche Behandlungsregeln oder gesicherte medizinische Erkenntnisse verstoßen und einen Fehler begangen hat, der aus objektiver Sicht nicht mehr verständlich erscheint, weil er einem Arzt schlechterdings nicht unterlaufen darf.«

Besonders problematisch für Krankenhäuser sind zudem Mängel in der Dokumentation. Werden wesentliche Behandlungsschritte nicht dokumentiert, vermutet ein Gericht, dass der Schritt auch nicht unternommen wurde. § 630h Abs. 3 BGB besagt hierzu:

»Hat der Behandelnde eine medizinisch gebotene wesentliche Maßnahme und ihr Ergebnis [...] nicht in der Patientenakte aufgezeichnet oder hat er die Patientenakte [...] nicht aufbewahrt, wird vermutet, dass er diese Maßnahme nicht getroffen hat.«

Das Krankenhaus muss folglich beweisen, dass die Behandlung dennoch ordnungsgemäß stattgefunden hat.

Verantwortlich handelnde Krankenhäuser stehen damit generell in der Pflicht, ihre Organisation so zu gestalten, dass die Wahrscheinlichkeit von Fehlern minimiert wird. Man muss sich jedoch bewusst sein, dass selbst bei Bestehen einer angemessenen Organisationstruktur Fehler nicht gänzlich vermieden werden können. Innerhalb eines CR-Konzeptes ist es daher Aufgabe eines Krankenhauses, sich auch mit der Frage zu beschäftigen, wie sich die Klinik im Falle eines Fehlers verhalten soll. In diesem Kontext empfiehlt es sich, sich nicht nur mit tatsächlichen Fehlern (adverse events), sondern auch mit Beinahefehlern (near misses) auseinanderzusetzen. Ein Handlungsleitfaden sollte erstellt werden, der sich an nachfolgender Checkliste orientieren kann (vgl. Aktionsbündnis Patientensicherheit 2011, S. 15):

1. Regelungen von Maßnahmen zur akuten Folgebegrenzung für den Patienten und zur eventuellen Schadensabwehr für weitere Patienten
2. Gespräch mit dem Patienten und/oder Angehörigen
   a) Wer bereitet das Gespräch vor? An was muss bei der Vorbereitung gedacht werden?
   b) Wer führt das Gespräch? Wo wird es geführt? Wann wird es geführt?
   c) Wie wird das Gespräch dokumentiert?
   d) Wer wird als Ansprechpartner benannt? Wann soll ein Folgegespräch terminiert werden?
3. Wie wird sichergestellt, dass eine eventuell notwendige Folgebehandlung zeitgerecht durchgeführt wird?
4. Dokumentation und Analyse des Zwischenfalls
   a) Wer ist dafür zuständig? Wie soll die Dokumentation erfolgen?
   b) Wie kann die Sicherung von beteiligten Geräten und/oder Produkten gewährleistet werden?
5. Wie kann der Einbezug und die stetige Information wichtiger Beteiligter gewährleistet werden (z. B. Haftpflichtversicherung, Kostenträger)?

6. Angemessener Umgang mit den beteiligten Mitarbeitern
   a) Wer soll an einer Analyse des Zwischenfalls beteiligt werden?
   b) Wie können Beteiligte unterstützt werden, wenn sie Hilfe benötigen (z. B. psychologische Betreuung)?
7. Information der Öffentlichkeit
   a) Wann ist eine Information erforderlich?
   b) Wer informiert die Öffentlichkeit?
   c) Welche Informationen werden gegeben?
   d) Wann erfolgt die Information und auf welche Art und Weise?
   e) Soll eine externe Unterstützung (z. B. professionelle Medienberatung) in Anspruch genommen werden?

Die Mehrzahl der Kliniken hat derzeit noch keinen krankenhausinternen Standard, der sicherstellt, dass Patienten oder deren Angehörige über gravierende Behandlungsfehler mit Schadensfolge zeitnah informiert werden und ein Unterstützungsangebot erhalten. Der Abschlussbericht der Befragung zum Einführungsstand von klinischem Risiko-Management (kRM) in deutschen Krankenhäusern des Institutes für Patientensicherheit der Universität Bonn weist aus, dass nur 21,6 % der an der Befragung beteiligten Krankenhäuser (N = 476) einen solchen krankenhausinternen Standard bereits haben, weitere 21,0 % planen die Einführung (vgl. Institut für Patientensicherheit der Universität Bonn 2012, S. 14). Eine zeitnahe Kommunikation ist jedoch für Krankenhäuser, die sich verantwortungsvollem Handeln verschrieben haben, unabdingbar. Zudem kann ein frühzeitiger angemessener Umgang mit Patienten und/oder Angehörigen dazu beitragen, dass Schadenersatzklagen abgewendet und außergerichtliche Einigungen erzielt werden können. Des Weiteren kann eine oftmals imageschädigende öffentliche Aufarbeitung, die vielfach auch nicht sachgerecht erfolgt, vermieden werden.

Eine Disclosure-Apology-and-Offer-Politik, wie sie in den USA betrieben wird, könnte auch in Deutschland den Umgang mit Behandlungsfehlern verändern. Krankenhäuser teilen dabei den Patienten unmittelbar aus eigener Initiative heraus Behandlungsfehler mit (Disclosure), entschuldigen sich für diese (Apology) und bieten für Schäden eine finanzielle Entschädigung an (Offer). Hierdurch ist eine Einsparung von Zeit und Kosten möglich und zudem kann die Würde des betroffenen Patienten und des Behandlungsteams, die bei einer gerichtlichen Aufarbeitung Schanden nehmen kann, besser beachtet werden (vgl. Freres 2013, S. 1848 f.). Ob die Erfahrungen aus den USA jedoch tatsächlich auf Deutschland übertragen werden können, müsste anhand eines Modellversuchs ermittelt werden.

8 Gesellschaftliche Verantwortung nach DIN ISO 26000

8.1 Was ist die DIN ISO 26000?

Die DIN ISO 26000 ist ein freiwillig anzuwendender Leitfaden, der Organisationen dabei unterstützen kann, gesellschaftliche Verantwortung wahrzunehmen. Sie wurde von der Internationalen Normungsorganisation (International Organization for Standardization, kurz ISO) entwickelt. Die Norm stellt einen international gültigen Referenzrahmen für die Wahrnehmung gesellschaftlicher Verantwortung dar. Die Norm ist universell anwendbar, unabhängig von Tätigkeit, Größe, Eigentümerstruktur oder Umsatz eines Unternehmens, sodass eine Anwendung auch im Klinikbereich möglich ist. Im Unterschied zu den Normen der DIN ISO 9001 oder der DIN ISO 14001 ist eine Zertifizierung eines Krankenhauses nach DIN ISO 26000 nicht möglich. Eine Zertifizierung war jedoch auch von Anfang an nicht die Intention der Norm. In der Norm wird hierzu ausgeführt:

> »Diese Internationale Norm dient dem Anwender zur Orientierung. Für Zertifizierungszwecke ist sie weder vorgesehen noch geeignet. Es wäre eine Fehlinterpretation der Absicht und des Zwecks dieser Internationalen Norm, Zertifizierungen gemäß DIN ISO 26000 anzubieten bzw. zu behaupten, gemäß DIN ISO 26000 zertifiziert zu sein« (Bundesministerium für Arbeit und Soziales 2011, S. 7 f.).

Die Norm umfasst mit ihren Kernthemen Organisationsführung, Menschenrechte, Arbeitspraktiken, Umwelt, faire Betriebs- und Geschäftspraktiken, Konsumentenanliegen sowie Einbindung und Entwicklung der Gemeinschaft die gesamte Palette einer verantwortlichen und nachhaltigen Unternehmenspolitik. Für die Verwirklichung einer umfassenden verantwortlichen Unternehmenspolitik reicht es demnach nicht aus, dass in einzelnen Teilbereichen des Unternehmens Aktionen ergriffen werden (z. B. zum Umweltschutz oder zur Arbeitssicherheit). Vielmehr muss eine Organisation den CSR-Gedanken in allen Bereichen und über alle Hierarchieebenen integrieren. Eine standardisierte Lösung, die für alle Unternehmen anwendbar ist, kann und will die Norm nicht liefern. Vielmehr muss jede Organisation individuelle Antworten bei der Umsetzung der Anforderungen finden und diese stetig auf den Prüfstand stellen.

Krankenhäuser können von einer verantwortlichen Organisationsführung nach den Grundsätzen der DIN ISO 26000 profitieren. Verantwortliches Handeln schafft beispielsweise Vertrauen bei Mitarbeitern, Kunden, Spendern, Partnern wie Zuweisern oder Kostenträgern, dem Kapitalmarkt und dem gesellschaftlichen Umfeld. Vertrauen vergrößert die positive Akzeptanz der Organisation im lokalen Umfeld. Dies ermöglicht es, Konflikte konstruktiver und schneller lösen zu können. Vertragspartner wie Krankenkassen, Spender und Patienten können gebunden werden, zudem ist es leichter möglich, neue Akteure hinzuzugewinnen. Vertrauen hilft zuletzt insbesondere auch im Personalbereich, Fachkräfte für sich gewinnen zu können und Mitarbeiter an die Klinik zu binden.

Darüber hinaus wirkt eine gesellschaftlich verantwortliche Krankenhausführung nach innen, die Motivation und Identifikation der Mitarbeiter mit dem Krankenhaus wird gestärkt. Die Norm kann zudem in das Risikomanagement integriert werden: Fehlverhalten kann den Ruf mit weitreichenden Folgen schädigen. Eine Korrektur ist oftmals langwierig und sehr aufwendig. Kliniken, die über ihre Verantwortung reflektieren, soziale und ökologische Herausforderungen im Zusammenhang mit ihrer Tätigkeit ausmachen und das Ausmaß ihrer Verantwortung festlegen, identifizieren damit zugleich mögliche Risiken für das Krankenhaus. Beispiele sind Maßnahmen zur Korruptionsbekämpfung, gegen die Falschabrechnung oder zur Sicherung einer ordnungsgemäßen Patientenaufklärung.

Die Norm definiert gesellschaftliche Verantwortung als die

»Verantwortung einer Organisation für die Auswirkungen ihrer Entscheidungen und Aktivitäten auf die Gesellschaft und die Umwelt durch transparentes und ethisches Verhalten, das zur nachhaltigen Entwicklung, Gesundheit und Gemeinwohl eingeschlossen, beiträgt, die Erwartungen der Anspruchsgruppen berücksichtigt, anwendbares Recht einhält und im Einklang mit internationalen Verhaltensstandards steht, in der gesamten Organisation integriert ist und in ihren Beziehungen gelebt wird« (Bundesministerium für Arbeit und Soziales 2011, S. 11).

Demnach sollte jedes Krankenhaus anerkennen, dass seine Entscheidungen und Tätigkeiten immer Auswirkungen auf die Gesellschaft und Umwelt haben. Die Aktivitäten sollten daher so gestaltet werden, dass sie betroffene Interessen berücksichtigen und zu einer nachhaltigen Entwicklung beitragen. Die Perspektive ist dabei als eine langfristige, über eine Generation hinausgehende zu verstehen. Die natürlichen Lebensgrundlagen sollen geschützt, der soziale Zusammenhalt gestärkt und das wirtschaftliche Leistungsvermögen nachhaltig gefördert werden.

Die DIN ISO 26000 verlangt nicht den Aufbau neuer Managementsysteme, sondern kann in bestehende Managementsysteme integriert werden. Im Sinne des aus dem Qualitätsmanagement bekannten Plan-Do-Check-Act-Zyklus (kurz PDCA-Zyklus) geht es um eine kontinuierliche Verbesserung und Weiterentwicklung der gesellschaftlichen Verantwortung. Es empfiehlt sich für größere Zielsetzungen, Zwischenziele zu definieren. Geeignete Messgrößen und Kennzahlen sind zu finden, um den Fortschritt der Zielerreichung zu kontrollieren. Ein konsequentes Nachverfolgen und Bewerten der Maßnahmen ist sicherzustellen.

8.2 Grundsätze und Kernthemen

Krankenhäuser, die gesellschaftlich verantwortlich handeln, müssen sicherstellen, dass die geplanten, durchgeführten und kommunizierten Maßnahmen auf den sieben Grundsätzen gesellschaftlicher Verantwortung basieren. Diese Grundsätze beschäftigen sich mit der Frage des »Wie« der Verantwortungswahrnehmung. Die Grundsätze lauten wie folgt (vgl. Bundesministerium für Arbeit und Soziales 2011, S. 12):

- Rechenschaftspflicht für die Auswirkungen der ergriffenen Aktivitäten auf Gesellschaft, Wirtschaft und Umwelt
- Transparenz über die Entscheidungen, die die Gesellschaft und die Umwelt betreffen, mithilfe einer glaubwürdigen, offenen und verständlichen Kommunikation und Berichterstattung
- Ethisches Verhalten auf Basis der Werte Ehrlichkeit, Gerechtigkeit und Rechtschaffenheit
- Achtung der Anspruchsgruppen durch das Respektieren und Berücksichtigen von deren Interessen
- Achtung der Rechtsstaatlichkeit (Einhaltung von Recht und Gesetz)
- Achtung internationaler Verhaltensstandards (z. B. internationale Arbeitsstandards der ILO)
- Achtung der Menschenrechte und Anerkennung ihrer Bedeutung und Allgemeingültigkeit

In der Norm sind sieben Kernthemen gesellschaftlicher Verantwortung festgelegt (vgl. Kleinfeld 2011, S. 34):

- *Organisationsführung:* Auf welcher Basis werden in der Organisation Entscheidungen getroffen und umgesetzt?
- *Menschenrechte:* Werden die Menschenrechte in der Organisation und in deren Einflussbereich geachtet?
- *Arbeitspraktiken:* Nimmt die Organisation gegenüber ihren direkten und indirekten Arbeitnehmern und Beschäftigten ihre Verantwortung wahr?
- *Umwelt:* Berücksichtigt die Organisation die Auswirkungen ihrer Aktivitäten auf die Umwelt und übernimmt sie Verantwortung für den Umweltschutz?
- *Faire Betriebs- und Geschäftspraktiken:* Orientiert sich die Organisation im Umgang mit anderen Organisationen an ethischen Grundsätzen und verhält sie sich entsprechend korrekt?
- *Konsumentenanliegen:* Übernimmt die Organisation die Verantwortung für die Auswirkungen, Folgewirkungen und Qualität ihrer Produkte (Waren und Dienstleistungen) und sorgt sie für angemessene Kommunikations- und Zugangswege?

- *Einbindung und Entwicklung der Gemeinschaft:* Versteht sich die Organisation als Teil ihres Umfelds und trägt sie – bewusst oder auch proaktiv – zu dessen Entwicklung bei?

Für alle Kernthemen mit Ausnahme der Organisationsführung sind sogenannte »Handlungsfelder« vorgesehen, die für eine organisationsspezifische Behandlung des Kernthemas herangezogen werden können. Krankenhäuser prüfen insofern, inwieweit das jeweilige Handlungsfeld von Bedeutung ist, und finden neben einer genauen Beschreibung zudem konkrete Empfehlungen und Vorschläge zu Maßnahmen, die ergriffen werden können.

Als Beispiel soll die Untergliederung des Kernthemas »Arbeitspraktiken« (vgl. Bundesministerium für Arbeit und Soziales 2011, S. 17 f.) kurz dargestellt werden:

Die Arbeitspraktiken von Organisationen haben einen großen Einfluss auf die Achtung der Rechtsstaatlichkeit und das in einer Gesellschaft herrschende Gerechtigkeitsgefühl. Gesellschaftlich verantwortliche Arbeitspraktiken werden als unverzichtbar für soziale Gerechtigkeit, Stabilität und Frieden erachtet.

Das Kernthema unterteilt sich in folgende Handlungsfelder:

1. *Beschäftigung und Beschäftigungsverhältnisse*
   Eine dauerhafte Aufgabe für jede Organisation ist, zu gewährleisten, dass in den Beschäftigungsverhältnissen Rechte und Pflichten eingehalten werden.
2. *Arbeitsbedingungen und Sozialschutz*
   In Deutschland gehört die Einhaltung des Arbeitsrechts zu den gesetzlichen Pflichten eines jeden Arbeitgebers. Zu berücksichtigen sind im Zusammenhang mit einer freiwillig wahrgenommenen gesellschaftlichen Verantwortung daher insbesondere die Aktivitäten, an denen eine Organisation im Ausland beteiligt ist.
3. *Sozialer Dialog*
   Ein wirkungsvoller sozialer Dialog kann unter anderem dazu beitragen, Mitbestimmung und demokratische Grundsätze am Arbeitsplatz zu etablieren, ein besseres Verständnis zwischen der

Organisation und denjenigen, die die Arbeiten ausführen, zu ermöglichen sowie ein besseres Verhältnis zwischen Erwerbstätigen und Arbeitgebern zu schaffen und Konflikte zu reduzieren.

4. *Gesundheit und Sicherheit am Arbeitsplatz*
Organisationen sollten auf Gesundheit und Sicherheit bei der Arbeit achten. Dazu gehören z. B. die Vorbeugung von gesundheitlichen Schäden, die durch Arbeitsbedingungen ausgelöst werden können, und das Anpassen des beruflichen Umfeldes an die physiologischen und psychologischen Bedürfnisse und Anforderungen.

5. *Menschliche Entwicklung und Schulung am Arbeitsplatz*
Organisationen sollten dafür sorgen, dass menschliche Fähigkeiten und Fertigkeiten erweitert werden. Menschliche Entwicklung umfasst darüber hinaus auch den Zugang zu politischen, wirtschaftlichen und sozialen Möglichkeiten für Produktivität, Kreativität und Teilhabe an der Gesellschaft.

9 CSR-Kommunikation

9.1 Ziele

Eine zielgerichtete CSR-Kommunikation kann die Reputation und die Wettbewerbsfähigkeit eines Krankenhauses stärken, wenn sie glaubwürdig und nachvollziehbar gestaltet wird. Wenn Kliniken nachweislich Gutes tun, sollten sie darüber auch kommunizieren. Eine durchdachte CSR-Kommunikation bietet vielfältige Vorteile (vgl. Kleinfeld und Schnurr 2010, S. 342 f.):

- Die proaktive Wahrnehmung unternehmerischer Verantwortung wird transparent dargestellt.
- Es wird veranschaulicht, wie die Selbstverpflichtung zum verantwortlichen und nachhaltigen Handeln eingehalten wird.
- Ein Beitrag zur Bewusstseinsbildung im Unternehmen wird geleistet.
- Informationen zu den Aktivitäten und Dienstleistungen eines Krankenhauses werden zugänglich gemacht.
- Mitarbeiter, die aktiv an CSR-Maßnahmen mitwirken, werden zu weiteren Anstrengungen motiviert.
- Anspruchsgruppen der Klinik können für zielgerichteten Dialog zu Themen der gesellschaftlichen Verantwortung gewonnen und ggf. sogar zu Partnern bei der Umsetzung von Aktivitäten werden.
- Die Reputation kann gesteigert werden, indem das Vertrauen in das Krankenhaus gestärkt wird.

9.2 Handlungsleitlinien

Die Kommunikation kann jedoch nur erfolgreich sein, wenn diese zielgerichtet durchgeführt wird. Die VERBRAUCHER INITIATIVE e. V. hat hierfür folgende Leitlinien aufgestellt, die auch von Krankenhäusern als Grundlage der Kommunikation des verantwortlichen Handelns genutzt werden sollten:

1. CSR-Kommunikation ist für Verbraucher einfach zugänglich, leicht verständlich und vermeidet unwahre, irreführende oder mehrdeutige Begrifflichkeiten. Sie reduziert die Komplexität von Nachhaltigkeitsthemen, z. B. durch die Nutzung von glaubwürdigen Labels und Standards sowie konkrete Projekte.

2. Eine glaubwürdige und nachvollziehbare CSR-Kommunikation spiegelt das entsprechende unternehmerische Engagement wahrheitsgemäß, plausibel und nachprüfbar wider. Sie stellt einen Zusatznutzen von Produkten und Dienstleistungen dar.

3. CSR-Kommunikation ist ein mehrstufiger Prozess. Voraussetzung ist die Einbeziehung der Mitarbeiter. Die Partizipation von Mitarbeitern an CSR-Prozessen beeinflusst u. a. die Unternehmenskultur, das Mitarbeiterklima, das Unternehmensengagement sowie das Verhältnis zwischen Unternehmen und seinen Kunden.

4. CSR-Kommunikation wird den zielgruppenspezifischen Lebensstilen, medialen Nutzungsgewohnheiten und Informationsbedürfnissen von Verbrauchern gerecht. Sie greift deren unterschiedliche Bedürfnisse hinsichtlich der Informationstiefe auf.

5. Nichtregierungsorganisationen oder andere glaubwürdige Dritte sind an transparenten CSR-Prozessen und der CSR-Kommunikation beteiligt.

6. CSR-Kommunikation berücksichtigt das CSR-Engagement in der Lieferkette und sorgt damit für Transparenz über die Aktivitäten über das Unternehmen hinaus.

7. CSR-Kommunikation kann sich einerseits auf bereits erreichte Ziele, andererseits auf zukünftige Ziele beziehen. Der Weg dorthin ist

realistisch und umfasst nachvollziehbare und überprüfbare Maßnahmen.

8. Interne und externe CSR-Kommunikation stehen im Einklang, ihre Wirkung bedingt sich gegenseitig. Sie ist so angelegt, dass es Dialogmöglichkeiten im und mit dem Unternehmen gibt.

9. CSR-Kommunikation benennt nicht nur Erfolge, sondern auch Herausforderungen und Hindernisse beim verantwortungsvollen unternehmerischen Handeln. Sie macht deutlich, dass es sich um Veränderungs- und Verbesserungsprozesse handelt.

10. Im Zuge des CSR-Engagements ist es notwendig, mit anderen Unternehmen zu kooperieren und dies auch gemeinsam zu kommunizieren.

Neben den zuvor genannten Leitlinien sollten ferner folgende vier grundlegende Regeln bei der Kommunikation beachtet werden (vgl. Brunner und Esch 2013, S. 36 f.):

1. Eine zu umfangreiche Kommunikation von CSR-Aktivitäten wirkt kontraproduktiv, da schnell der Verdacht besteht, dass diese nur unternommen werden, um die eigene Auslastung der Kapazitäten zu steigern.

2. Neutrale Quellen als Schlüssel: Glaubwürdigkeit ist in der CSR-Kommunikation ein zentraler Faktor, deshalb wirken unabhängige Quellen (z. B. journalistischer Bericht) glaubwürdiger als eine Eigendarstellung.

3. Langfristige Planung statt (vor)schneller Kommunikation: Ein Krankenhaus sollte über sich als nachhaltig und verantwortlich handelndes Unternehmen erst dann umfassend berichten, wenn nicht nur unzusammenhängende Einzelaktivitäten ergriffen wurden, sondern ein das gesamte Krankenhaus umfassendes Konzept implementiert und wirkungsvoll umgesetzt wurde. Über einzelne Aktivitäten kann zwar auch isoliert berichtet werden, allerdings sollten diese dann nicht unter der Überschrift eines kompletten CSR-Konzeptes platziert werden.

4. Übereinstimmung von Unternehmenskommunikation und externen Quellen: Die Wirkung eines CSR-Engagements ist höher, wenn darüber

inhaltsgleich sowohl im Rahmen der unternehmenseigenen Werbung als auch durch externe journalistische Quellen berichtet wird.

9.3　Greenwashing

Glaubwürdigkeit ist die Basis für eine erfolgreiche Wirkung von CSR-Maßnahmen. Werden die Aktivitäten von den Zielgruppen als nicht glaubhaft angesehen, so wirken diese oftmals sogar entgegen der eigentlichen Zielsetzungen. Glaubwürdigkeit ist nur dann möglich, wenn die Maßnahmen zum Zweck des Krankenhauses, dessen Identität und Image sowie zur gelebten Kultur der Klinik passen. Die Kommunikation der Aktivitäten darf den Maßnahmen keinesfalls vorgeschaltet werden, da bei einer Lücke zwischen dem kommunizierten Bild und den tatsächlichen Maßnahmen schnell der Vorwurf des »Greenwashings« erhoben werden kann (vgl. Menn 2012, S. 111). Unter »Greenwashing« versteht man den Versuch eines Krankenhauses, durch gezielte Marketing- und PR-Maßnahmen sich ein grünes Image zu verpassen, ohne allerdings real entsprechende Maßnahmen zu ergreifen und die Denkhaltung in der Unternehmensphilosophie zu verankern.

Die Wirtschaftsprüfungs- und Beratungsgesellschaft PwC empfiehlt Unternehmen daher, auf nachfolgende Greenwashing-Strategien zu verzichten (vgl. www.pwc.de/de/nachhaltigkeit/vorsicht-greenwashing-konsumenten-blicken-hinter-die-gruene-fassade.jhtml, Zugriff am 13.05. 2015):

- *Versteckte Zielkonflikte:* Eine Leistung wird wegen einer einzelnen Eigenschaft als umweltfreundlich beworben, obwohl andere Eigenschaften umweltschädlich sind.
- *Fehlende Nachweise:* Aussagen treffen, die nicht durch unabhängige Stellen verifiziert oder durch aussagekräftige Studien belegt werden können.

- *Vage Aussagen:* Unklar definierte Begriffe verwenden, die leicht missverstanden werden können.
- *Falsche Labels:* Von unseriösen Instituten oder selbst erfundene Labels verwenden, die praktisch keinen Aussagewert haben.
- *Irrelevante Aussagen:* Aussagen treffen, die zwar stimmen, aber keinen Aussagewert haben. Ein Beispiel hierfür ist die Werbung mit Eigenschaften, die sowieso wegen gesetzlicher Vorgaben vorhanden sein müssen.
- *Kleineres Übel:* Ein Produkt mit einem noch weniger umweltfreundlichen Produkt vergleichen, um es in besserem Licht erscheinen zu lassen.
- *Unwahrheiten:* Faktisch unzutreffende Werbebotschaften senden (Beispiel: Es wird ein Zertifikat verwendet, obwohl die Leistung gar nicht für dieses Siegel zertifiziert wurde).

9.4 Instrumente der CSR-Kommunikation

Verschiedene Instrumente sind gut geeignet, um das CSR-Engagement in der Öffentlichkeit zu kommunizieren (vgl. Heinrich und Schmidpeter 2013, S. 10 f.):

Medienarbeit: Hierzu zählen unter anderem die Pressemitteilung und das Platzieren von redaktionellen Fachbeiträgen in Medien. Die Medien sollten so ausgewählt werden, dass die für die verwendeten CSR-Themen relevanten Zielgruppen gut erreicht werden.

Eigenpublikationen: Ansatzpunkte sind Klinik- und Mitarbeiterzeitschriften oder Broschüren zu den Themen Nachhaltigkeit und Verantwortlichkeit. Ebenso kann darüber nachgedacht werden, einen CSR-Bericht zu erstellen. In diesem werden insbesondere nicht-finanzielle Informationen eines Krankenhauses veröffentlicht. Dargestellt wird die Managementstrategie vor dem Hintergrund der Nachhaltigkeit und Verantwortlichkeit. Zudem wird über Risiken und Folgen hinsichtlich ökologischer, sozialer und mitarbeiterrelevanter Aspekte Auskunft gegeben. Darüber hinaus soll die CSR-Berichterstattung auch Informationen zur Haltung gegenüber Korruption und Bestechung und zu den ergriffenen Gegenmaßnahmen geben.

Online-Kommunikation und Social Media: Das Internet bietet vielfältige Möglichkeiten, CSR-Themen einem breiten Publikum weitestgehend zeit- und ortsunabhängig zugänglich zu machen. Zudem lassen sich Befragungen oder andere interaktive Instrumente (z. B. Live-Chat) über Online-Kanäle steuern.

Veranstaltungen eines Krankenhauses: Verantwortlichkeit und Nachhaltigkeit sind gut geeignete Themen für Veranstaltungen. An einem Tag der offenen Tür können bspw. CSR-bezogene Krankenhausführungen gemacht werden.

Ein weiteres wertvolles Kommunikationsinstrument ist der sogenannte *Stakeholderdialog.* Darunter ist ein strukturiertes Gespräch zwischen Vertretern eines Krankenhauses und von Anspruchsgruppen zu verstehen, um die Interessen der Stakeholder und den aktuellen Erfüllungsgrad zu ermitteln. Aus dem Dialog ergeben sich für alle Beteiligten keine über das Gespräch hinausgehenden Verpflichtungen. Krankenhäuser können sich in einem solchen Dialog ernsthaft mit den gesellschaftlichen Ansprüchen, die an die Klinik gestellt werden, auseinandersetzen, diese besser verstehen lernen und sodann in ihrer strategischen Ausrichtung berücksichtigen.
Krankenhäuser nutzen das Potenzial von Dialogen derzeit oftmals nur unzureichend. Ein kontinuierlicher und konstruktiver Austausch über soziale und ökologische Themen des Kerngeschäfts findet nur selten statt. Die Kommunikation ist zumeist nur projektorientiert und endet, sobald das Projekt abgeschlossen ist. Zu beobachten ist zudem, dass Kliniken ihre Anspruchsgruppen vielfach erst dann zu einem Dialog bitten, wenn sie aufgrund von Skandalen öffentlich mit Vorwürfen konfrontiert sind (z. B. Hygieneprobleme).

10 Integration von CR und Ausblick in die Zukunft

Die systematische Auseinandersetzung mit CR ist für Krankenhäuser oftmals eine neue Thematik, durch die sie mit Aspekten, die über die Grenzen der alltäglichen Arbeit hinausgehen, konfrontiert werden. Die Durchführung eines Dialogs mit den Anspruchsgruppen bis hin zur durchgehenden Implementierung des Gedankens von verantwortlichem Handeln in allen Prozessen ist ebenso Neuland wie die zielgruppen- und themengerechte Kommunikation von CR-Aktivitäten. Natürlich ist es unmöglich, allen Ansprüchen der diversen Zielgruppen zu entsprechen. Eine in der Klinik nachhaltig verankerte CR-Politik hilft jedoch, die Anforderungen zu identifizieren, zu verstehen und soweit als möglich in die eigene Arbeit einzubringen. Dem Anspruch, ein allumfassendes CR-Konzept mit einem großen Wurf einzuführen, wird keine Klinik gerecht werden können. Es wird zu Beginn immer Herausforderungen geben, die nicht unmittelbar, sondern erst mit einem gewissen zeitlichen Vorlauf bewältigt werden können. Krankenhäuser müssen sich deshalb zunächst auf die wesentlichen Handlungsfelder konzentrieren und regelmäßig die Fortschritte kontrollieren. Nur so können Fehlentwicklungen frühzeitig identifiziert und entsprechende Gegenmaßahmen eingeleitet werden. Wie bei allen Managementsystemen ist zudem mit Widerständen und Hindernissen bei der Umsetzung zu rechnen, die einzelne Maßnahmen oder Projekte scheitern lassen. Eine lückenlose Dokumentation und Analyse hilft dann, aus Fehlern zu lernen und die Defizite zu überwinden. Zudem sollten realistische Zeitpläne von Beginn an Störungen mit einkalkulieren.

Die Umsetzung von CR ist typischerweise ein Change-Management-Prozess, in dem das Krankenhaus als Institution, dessen Leitung und Mitarbeiter lernen müssen, wofür sie verantwortlich sind und sein wollen und wie sie dieser Verantwortung am besten gerecht werden. Geeignete Maßnahmen sind in diesem Zusammenhang:

- Überprüfung der etablierten Managementpraktiken (z. B. Einstellung von Personal, Beschaffung, Austausch mit Anspruchsgruppen) auf deren Übereinstimmung mit den eigenen Grundsätzen einer verantwortungsvollen Krankenhausführung
- Bildung von Arbeitsgruppen innerhalb des Krankenhauses, um alle Prozesse hinsichtlich der Anforderungen, die an ein verantwortungsvolles Handeln gestellt werden, zu überprüfen
- Überprüfung, ob die gewählten Kernthemen tatsächlich relevant für die Anspruchsgruppen sind

Bei Krankenhäusern, deren gelebte Kultur bereits eng an den Grundsätzen gesellschaftlicher Verantwortung, wie sie beispielsweise in der DIN ISO 26000 benannt werden, ausgerichtet sind, wird der Integrationsprozess leichter verlaufen als bei Kliniken, die mit den Themen Neuland betreten.

Die Wahrnehmung gesellschaftlicher Verantwortung wird sich künftig auch in Krankenhäusern wie in der Industrie zu einer Daueraufgabe entwickeln. Die Anspruchsgruppen beziehen die häufig als »weiche« Faktoren angesehenen Handlungen einer Klinik vermehrt in ihre Entscheidung mit ein. Zudem ist vor dem Hintergrund des zukünftig noch weiter ansteigenden Mangels an Fachkräften eine konsequente CR-Politik hilfreich, sich als Arbeitgeber attraktiver positionieren zu können. CR als Projekt mit »Modecharakter« abzutun, wäre insofern eine Fehleinschätzung, vielmehr sollte CR sich fest in der Krankenhauskultur verankern. Durch ein verantwortliches Handeln können auch Krankenhäuser einen wertvollen Beitrag dazu leisten, dass sich die Gesellschaft als Ganzes dem Gedanken des nachhaltigen Handelns mehr und mehr verschreibt. Das Spektrum der Handlungsoptionen ist dabei sehr breit, ein Rückgriff auf vorgefertigte Muster wird dem Gedanken einer CR keinesfalls gerecht. Jede Klinik muss deshalb ein eigenes CR-Konzept entwickeln, das stimmig zum alltäglichen Handeln aller im Krankenhaus Beschäftigten ist. Die Krankenhausleitung hat dabei eine wichtige Vorbildfunktion.

Literatur

Aktionsbündnis Patientensicherheit e. V. (Hrsg.) (2011) Reden ist Gold: Kommunikation nach einem Zwischenfall. (http://www.dgu-online.de/fileadmin/published_content/5.Qualitaet_und_Sicherheit/PDF/Reden_ist_Gold_final.pdf, Zugriff am 13.05.2015).

Bayerisches Staatsministerium für Gesundheit und Pflege (2014) Green Hospital Initiative Bayern: Maßnahmenkatalog. (http://www.stmgp.bayern.de/kranken haus/green_hospital/doc/massnahmenkatalog_stand_2014_03_15.pdf, Zugriff am 13.05.2015).

Berufsgenossenschaft für Gesundheitsdienst und Wohlfahrtspflege (Hrsg.) (2010) Managementanforderungen der BGW zum Arbeitsschutz (MAAS-BGW): Integration des Arbeitsschutzes in QM-Systeme nach KTQ-Krankenhaus 2009. (http://www.ktq.de/fileadmin/media/KTQ_ZERTIFIZIERUNGSVERFAHREN/MAAS-BGW%20f%C3%BCr%20KTQ-KH.PDF, Zugriff am 02.06.2015).

Berufsgenossenschaft für Gesundheitsdienst und Wohlfahrtspflege (Hrsg.) (2013) Betriebliches Eingliederungsmanagement: Praxisleitfaden. (http://www.bgw-online.de/SharedDocs/Downloads/DE/Medientypen/bgw-themen/TP-BEm-11-Praxisleitfaden-betriebliches-Eingliederungsmanagement_Download.pdf?__blob=publicationFile, Zugriff am 13.05.2015).

Boemke S, Schneider H (2011) Korruptionsprävention im Gesundheitswesen. Düsseldorf: Deutsche Krankenhaus Verlagsgesellschaft.

Bowen HR (1953) Social responsibilities of the businessman. New York: Harper.

Brunner B, Esch F-R (2013) CSR-Kommunikation und Marke. In: Heinrich P (Hrsg.) CSR und Kommunikation: Unternehmerische Verantwortung überzeugend vermitteln. Berlin, Heidelberg: Springer-Verlag. S. 27–43.

Bundesärztekammer (2014) Bekanntmachung: Bewertung von Zielvereinbarungen in Verträgen mit leitenden Krankenhausärzten durch die gemeinsame Koordinierungsstelle der Bundesärztekammer und des Verbandes der Leitenden Krankenhausärzte. Deutsches Ärzteblatt 111(6): A233–236.

Bundesministerium für Arbeit und Soziales (Hrsg.) (2011) Die DIN ISO 26000: »Leitfaden zur gesellschaftlichen Verantwortung von Organisationen« – Ein Überblick. (http://www.bmas.de/SharedDocs/Downloads/DE/PDF-Publikatio

nen/a395-csr-din-26000.pdf;jsessionid=5AB6FF7F2D562B4C82B3C4EE0660 A083?__blob=publicationFile, Zugriff am 13.05.2015).

Bundesministerium für Gesundheit, Bundesministerium der Justiz und für Verbraucherschutz, Der Beauftragte der Bundesregierung für die Belange der Patientinnen und Patienten sowie Bevollmächtigter für Pflege (Hrsg.) (2014) Informiert und Selbstbestimmt: Ratgeber für Patientenrechte. (http://www. bmjv.de/SharedDocs/Downloads/DE/Broschueren/DE/Ratgeber_fuer_Patiente nrechte.pdf?__blob=publicationFile, Zugriff am 13.05.2015).

Bundesumweltministerium, Umweltbundesamt (Hrsg.) (2001) ISO 14001 in Deutschland: Erfahrungsbericht. (http://www.umweltbundesamt.de/sites/de fault/files/medien/publikation/long/2796.pdf, Zugriff am 13.05.2015).

Carroll AB (1991) The Pyramid of Corporate Social Responsibility. Toward the Moral Management of Organizational Stakeholders. Business Horizons 34(4): 39–48.

Debatin JF, Kirstein A, Goyen M (2011) Alles grün, auch im Krankenhaus? In: Debatin JF, Goyen M, Kirstein A (Hrsg.) Alles grün … auch im Krankenhaus: Green Hospital – Wege zur effektiven Nachhaltigkeit. Stuttgart: kma Medien in Georg Thieme Verlag. S. 1–4.

Deutscher Industrie- und Handelskammertag, Bundesministerium für Familien, Senioren, Frauen und Jugend, berufundfamilie gGmbH (Hrsg.) Familienorientierte Personalpolitik: Checkheft für kleine und mittlere Unternehmen. (http://www.csr-mittelstand.de/pdf/Checkheft_familienorientierte_Personalpoli tik.pdf, Zugriff am 13.05.2015).

Deutsche Krankenhausgesellschaft (2014a) (Hrsg.) Werbung durch das Krankenhaus: Gesetzliche Grundlagen, Rechtsprechung und Hinweise zur Durchführung. Düsseldorf: Deutsche Krankenhaus Verlagsgesellschaft.

Deutsche Krankenhausgesellschaft (2014b) Empfehlungen gem. § 136a SGB V zu leistungsbezogenen Zielvereinbarungen. (http://www.dkgev.de/media/file/ 18100.Anlage_Empfehlungen_gem._%C2%A7_136a_SGB_V_zu_leistungsbe zogenen_Zielvereinbarungen.pdf, Zugriff am 13.05.2015).

Dreswski F. (2004) Corporate Citizenship. Ein Leitfaden für das soziale Engagement mittelständischer Unternehmen. Berlin: UPJ.

Dreswski F (2007) Verantwortliche Unternehmensführung: Corporate Social Responsibility (CSR) im Mittelstand. Berlin: UPJ-Bundesinitiative e. V.

Elkington J (1999) Cannibals with Forks: Triple Bottom Line of 21st Century Business. Oxford: Capstone Publishing Ltd.

Freres M (2013) Behandlungsfehler im Krankenhaus: Offenlegen – entschuldigen – entschädigen. Deutsches Ärzteblatt 110(40): A1848–1852.

Habisch A, Wildner M, Wenzel F (2008) Corporate Citizenship (CC) als Bestandteil der Unternehmensstrategie. In: Habisch A, Schmidpeter R, Neureiter M (Hrsg.) Handbuch Corporate Citizenship: Corporate Social Responsibility für Manager. Berlin, Heidelberg: Springer-Verlag. S. 3–43.

Heinrich P, Schmidpeter R (2013) Wirkungsvolle CSR-Kommunikation – Grundlagen. In: Heinrich P (Hrsg.) CSR und Kommunikation: Unternehmerische Verantwortung überzeugend vermitteln. Berlin, Heidelberg: Springer-Verlag. S. 1–25.

Institut für Patientensicherheit der Universität Bonn (Hrsg.) (2012) Abschlussbericht: Befragung zum Einführungsstand von klinischem Risikomanagement (kRM) in deutschen Krankenhäusern. (http://www.aps-ev.de/fileadmin/fuerRedakteur/PDFs/Projekte/KRM/KRM_Abschlussbericht_final_0.pdf, Zugriff am 13.05.2015).

Kirstein A, Waldmann M (2011) Grünes Management im Krankenhaus. In: Debatin JF, Goyen M, Kirstein A (Hrsg.) Alles grün … auch im Krankenhaus: Green Hospital – Wege zur effektiven Nachhaltigkeit. Stuttgart: kma Medien in Georg Thieme Verlag. S. 5–21.

Kleinfeld A (2011) Gesellschaftliche Verantwortung von Organisationen und Unternehmen: Fragen und Antworten zur ISO 26000. Berlin, Wien, Zürich: Beuth Verlag.

Kleinfeld A, Schnurr J (2010) CSR erfolgreich umsetzen. In: Kleinfeld A (Hrsg.) Gesellschaftliche Verantwortung von Unternehmen: Von der Idee der Corporate Social Responsibility zur erfolgreichen Umsetzung. Wiesbaden: Gabler Verlag. S. 286–359.

Koch H (2010) Gewinn ohne Verantwortung: Eine Lehre aus der Finanzkrise. In: Backhaus-Maul H, Biedermann C, Nährlich S, Polterauer J (Hrsg.) Corporate Citizenship in Deutschland: Gesellschaftliches Engagement von Unternehmen. Bilanz und Perspektiven. Wiesbaden: VS Verlag für Sozialwissenschaften. S. 531–536.

Matten D, Palazzo G (2008) Unternehmensethik als Gegenstand betriebswirtschaftlicher Forschung und Lehre: Eine Bestandsaufnahme aus internationaler Perspektive. In: Scherer AG, Picot A (Hrsg.) Unternehmensethik und Corporate Social Responsibility: Herausforderungen an die Betriebswirtschaftslehre. zfbf Schmalenbachs Zeitschrift für betriebswirtschaftliche Forschung, Sonderheft 58/08. Düsseldorf: Fachverlag der Verlagsgruppe Handelsblatt. S. 50–71.

Menn A. (2012) Die Gut-Geschäfter. Wirtschaftswoche, Nr. 23/2012: 111–112.

Naegler H (2011) Management der sozialen Verantwortung im Krankenhaus: Corporate Social Responsibility als nachhaltiger Erfolgsfaktor. Berlin: Medizinisch Wissenschaftliche Verlagsgesellschaft.

Prümper J, Hamann K (2012) Gesundheitsgespräche im Wandel: Vom sanktionierenden Krankenrückkehrgespräch zum partnerzentrierten Arbeitsfähigkeitsdialog. Personalführung 09/2012: 30–37.

Regierungskommission (2014) Deutscher Corporate Governance Kodex. (http://www.dcgk.de//files/dcgk/usercontent/de/download/kodex/D_CorGov_Endfassung_2014.pdf, Zugriff am 13.05.2015).

Sana Kliniken AG (2014) Sana Compliance Verhaltenskodex: Regeln und Grundsätze für ein rechtlich korrektes und verantwortungsbewusstes Verhalten unserer Mitarbeiter. (http://www.sana.de/fileadmin/templates/sana.de/main/ downloads/Sana_Compliance_Verhaltenskodex_06_2014.pdf, Zugriff am 13. 05.2015).

Schillinger FS (2010) Corporate Social Responsibility in der Unternehmenskommunikation: Eine Analyse der DAX-30 Unternehmen. (http://www.nautiluspolitikberatung.de/main/e107_files/downloads/Falk%20Schillinger%20CSR%20in%20%20der%20Unternehmenskommunikation.pdf, Zugriff am 12.01. 2015).

Schmola G. (2014) Gesundheitsgespräche als Instrument zur Reduzierung von Fehlzeiten im Krankenhaus. Das Krankenhaus 2014(06): 548–552.

Schmola G, Rapp B (2014) Grundlagen des Krankenhausmanagement: Betriebswirtschaftliches und rechtliches Basiswissen. Stuttgart: Verlag W. Kohlhammer.

Schneider A (2012) Reifegradmodell CSR – eine Begriffsklärung und -abgrenzung. In: Schneider A, Schmidpeter R (Hrsg.) Corporate Social Responsibility: Verantwortungsvolle Unternehmensführung in Theorie und Praxis. Berlin, Heidelberg: Springer-Verlag. S. 17–38.

Vitt J, Franz P, Kleinfeld A, Thorns M (2011) Gesellschaftliche Verantwortung nach DIN EN ISO 26000: Eine Einführung für Anwender. Berlin, Wien, Zürich: Beuth Verlag.

VERBRAUCHER INITIATIVE e. V. (Bundesverband) (2012) Zehn Leitlinien für eine verbrauchergerechte CSR-Kommunikation. (http://www.nachhaltigeinkaufen.de/media/file/87.10_Leitlinien_fuer_eine_verbrauchergerechte_CSR-Kommunikation.pdf, Zugriff am 13.05.2015).

Walter P (2008) Corporate Citizenship und Unternehmenskultur. In: Habisch A, Schmidpeter R, Neureiter M (Hrsg.) Handbuch Corporate Citizenship: Corporate Social Responsibility für Manager. Berlin, Heidelberg: Springer-Verlag. S. 87–95.

Internetpräsenzen

http://www.beruf-und-familie.de
http://www.beruf-und-familie.de/index.php?c=30
http://www.berufundfamilie-index.de/
http://www.bmas.de/DE/Themen/Arbeitsrecht/Teilzeit-und-Arbeitszeitmodelle/ Teilzeitmodelle/teilzeitmodelle.html
http://www.emas.de
http://www.greatplacetowork.de/
http://www.green-hospital.com
http://www.helios-kliniken.de/jobs/helios-als-arbeitgeber.html
http://www.mediclin.de/Themen/Akademie/Was-ist-die-MediClin-Akademie.aspx

http://www.pwc.de/de/nachhaltigkeit/vorsicht-greenwashing-konsumenten-blicken-
    hinter-die-gruene-fassade.jhtml
http://www.sana.de/wir-ueber-uns/unser-unternehmen/familie-beruf.html
http://www.stmgp.bayern.de/krankenhaus/green_hospital/index.htm
http://www.stmgp.bayern.de/krankenhaus/green_hospital/lichtenfels/index.htm
http://wirtschaftslexikon.gabler.de/Archiv/222011/din-en-iso-14001-v5.html
http://www.wiwo.de/politik/deutschland/falsche-abrechnungen-jede-zweite-
    krankenhausrechnung-ist-fehlerhaft/10013956.html

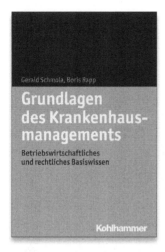
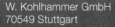
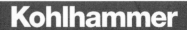